Ed Wilson Rossoe

Plástica Além da Beleza

Uma cirurgia para a vida

2ª Edição

EDITORA CIÊNCIA MODERNA

Plástica Além da Beleza: uma cirurgia para a vida – 2ª Edição

Editor: Paulo André P. Marques
Produção Editorial: Dilene Sandes Pessanha
Capa: Isabel Carballo
Foto de Capa: Stock Photos
Diagramação: Daniel Jara
Ilustrações: Vilce Pedro da Silva
Copidesque: Equipe Ciência Moderna

FICHA CATALOGRÁFICA

ROSSOE, Ed Wilson Tsuneo.

Plástica Além da Beleza: uma cirurgia para a vida – 2ª Edição

Rio de Janeiro: Editora Ciência Moderna Ltda., 2018.

1. Medicina; Cirurgia Plástica; Cirurgia Restauradora
I — Título

ISBN: 978-85-399-1001-4 CDD 617.95

Editora Ciência Moderna Ltda.
R. Alice Figueiredo, 46 – Riachuelo
Rio de Janeiro, RJ – Brasil CEP: 20.950-150
Tel: (21) 2201-6662/ Fax: (21) 2201-6896
E-MAIL: LCM@LCM.COM.BR
WWW.LCM.COM.BR

08/18

"Ficaram traços da família
perdidos no jeito dos corpos.
Bastante para sugerir
que um corpo é cheio de surpresas."

Carlos Drummond de Andrade

"As únicas coisas eternas são as nuvens..."

Mario Quintana

"Minha aparência me engana."

Clarice Lispector

A meus pais, Jorge e Satiyo, meus avós, Tokiko e Yoshiyuki, às minhas irmãs Deise e Marisa e a minha sobrinha Rafhaela.

Apresentação

Fazer uma cirurgia plástica implica numa decisão muito importante na vida de qualquer um. Algumas vezes, essa decisão pode ser equivocada e, outras, ela deixa de ser tomada, a despeito de um desejo latente, simplesmente por desinformação.

Em minha prática diária percebi que, na realidade, muitos (as) pacientes não estavam precisando de uma intervenção cirúrgica e sim de uma autoanálise mais aprofundada. As projeções das nossas dificuldades e insatisfações na esfera física passam pelos meandros de nossa sociedade, obcecada com as questões estéticas.

Outros (as) pacientes me procuram com um temor exagerado da cirurgia, assombrados por fantasmas criados por informações mal veiculadas e distorcidas. Chegam para a consulta extremamente defensivos (as) à espera do ultimato do médico na indicação de uma cirurgia de sete cabeças. Tudo muito complicado.

Frente a essas dificuldades que rondam a vida de quem gostaria de se submeter a uma plástica, surgiu a necessidade de escrever este livro, que pretende ser também um guia para aqueles que de fato vão se submeter à cirurgia. Nele sugiro algumas dicas, esclareço dúvidas mais comuns e descrevo de forma simplificada a maioria das cirurgias plásticas. Transcrevo alguns relatos daqueles que já se submeteram à plástica, tornando a leitura mais agradável e interessante. Esses depoentes, aos quais agradeço especialmente, são pacientes meus, cuja identidade preservei por meio de nomes fictícios.

Gostaria de agradecer ao amigo Joaci Pereira Furtado, incentivador incansável de alquimias profissionais e grande idealizador deste livro.

Um agradecimento muito especial a todos os componentes de minha equipe de trabalho, também responsáveis pelo meu sucesso.

Àqueles que sempre colaboraram para o meu desenvolvimento profissional – médicos, enfermeiros, recepcionistas e administradores – meu sincero agradecimento.

Aos meus queridos pacientes, fonte constante de inspiração, não somente na clínica privada, mas também nas instituições públicas, meu profundo respeito e agradecimento.

São Paulo, janeiro de 2017.

Sumário

Capítulo 1

Cirurgia plástica: uma questão de equilíbrio 1

Capítulo 2

Você está preparado (a)? 7

Capítulo 3

Um novo cúmplice: como escolher seu médico e o que fazer antes. 11

Capítulo 4

Um balanço do corpo: exames e cuidados pré-operatórios 15

Capítulo 5

Sem dor: quais os tipos de anestesia? 25

Capítulo 6

De olhos bem abertos: a cirurgia plástica das pálpebras ou blefaroplastia 29

Capítulo 7

Restaurando as melenas: o transplante de cabelos 33

Capítulo 8

"Todo ouvidos": correção de orelhas em abano ou otoplastia 39

Capítulo 9

Sem medo do perfil: cirurgia plástica do nariz ou rinoplastia 43

Capítulo 10
Marcas dos anos: cirurgia do rejuvenescimento facial ou *lifting* 47

Capítulo 11
Amigas do peito (1): cirurgia para aumento das mamas com implantes de silicone 53

Capítulo 12
Amigas do peito (2): correção de mamas flácidas ou mastopexia 59

Capítulo 13
Amigas do peito (3): redução das mamas ou mamoplastia redutora 63

Capítulo 14
Amigos do peito: diminuição de "mamas masculinas" ou correção de ginecomastia 67

Capítulo 15
Apertando o cinto: cirurgia plástica abdominal ou dermolipectomia. 73

Capítulo 16
Leves e soltos: cirurgia plástica para correção de flacidez da pele após emagrecimento radical 79

Capítulo 17
Esculpindo curvas: a lipoaspiração e a lipoescultura 85

Capítulo 18
Plástica naquilo: a cirurgia dos órgãos sexuais 91

Capítulo 19

Batendo pernas: implante de silicone nas panturrilhas 95

Capítulo 20

Cuidado, curvas perigosas: implante de silicone de glúteos 99

Capítulo 21

Peito forte: implante de silicone peitoral masculino 105

Capítulo 22

De cara nova: preenchedores faciais, toxina botulínica, *peelings* e LASER 109

Capítulo 23

À flor da pele: pequenas cirurgias cutâneas 117

Capítulo 24

Escrito no corpo: queloides e cicatrizes hipertróficas 123

Capítulo 25

E depois? - A sua responsabilidade após uma cirurgia plástica 127

Bibliografia 131

Capítulo 1

Cirurgia plástica: uma questão de equilíbrio

Corrigir o nariz, deixar os olhos mais redondos, livrar-se de algumas rugas, eliminar olheiras, acabar com a calvície, aumentar (ou diminuir) os seios, ajeitar as orelhas em abano, melhorar cicatrizes, sumir com aquela barriguinha que insiste em se destacar sob a camisa... Quantas vezes você já não quis mudar algum detalhe de seu corpo?

Para muitos, essa insatisfação é passageira e em geral tem a ver com momentos de baixa autoestima. Para outros, porém, mudar aspectos do corpo pode ser algo decisivo, capaz de lhes devolver a alegria de viver e o equilíbrio emocional. O que pouca gente sabe é que, com recursos da medicina, é possível não só conseguir uma aparência que satisfaça a si próprio, mas também superar problemas causados por defeitos congênitos, acidentes ou envelhecimento. Por exemplo: pálpebras flácidas que caem sobre os olhos podem dificultar a leitura e a visão.

Para tratar esse e outros problemas relacionados à forma do corpo, as ciências médicas desenvolveram a cirurgia plástica. A cirurgia plástica é uma subespecialidade da cirurgia. Seu principal objetivo é restaurar a anatomia e a funcionalidade do organismo.

O termo grego *plastikós* originou a palavra "plástica" em português e significa "moldar", "dar forma". A origem dessa especialidade cirúrgica remonta a alguns milênios antes de Cristo. No papiro de Ebers, escrito no Egito entre os anos de 1536 e 1534 a. C., já há referências à utilização de enxertos de pele para correções de mutilações de guerra. Desde então, as técnicas cirúrgicas vêm se desenvolvendo e sofisticando, possibilitando intervenções cada vez mais precisas e eficazes.

Hoje a cirurgia plástica é subdividida em duas categorias: a reparadora e a estética. A primeira tem por objetivo recuperar a funcionalidade de determinada parte do corpo. Por exemplo: em consequência de graves queimaduras, a pessoa pode ter até dificuldade para se locomover. Com a cirurgia, podemos liberá-la das cicatrizes e recuperar a sua movimentação. A segunda categoria, a cirurgia plástica estética, destina-se a corrigir aspectos que trazem prejuízo à aparência física – como narizes muito grandes ou aduncos, por exemplo. Porém, essas duas categorias se complementam. Toda cirurgia plástica visa ao mesmo tempo oferecer benefícios estéticos e funcionais para o paciente.

Um cirurgião plástico percorre longos anos de estudo e treinamento para se tornar especialista. Além dos seis anos do curso de medicina, ele precisa cumprir dois anos de especialização em cirurgia geral e três em cirurgia plástica. Depois disso ele é submetido a provas e avaliações para estar apto a receber o título de especialista.

Para os brasileiros, a cirurgia plástica é muito mais acessível e confiável do que normalmente se imagina. O Brasil foi o segundo país a aplicar técnicas modernas de cirurgia plástica e, portanto, tem longa tradição nessa área. Muitos pacientes vêm de outras partes do mundo para se submeterem a esses procedimentos cirúrgicos aqui. Parte desse sucesso se deve ao fato de a mulher brasileira expor seu corpo praticamente o ano todo neste país tropical com um dos mais extensos e belos litorais do planeta – o que obriga a nós, cirurgiões brasileiros, a usar a criatividade para satisfazer a demanda tão exigente por formas bonitas e atraentes. Assim, diversas técnicas utilizadas mundialmente foram inventadas por médicos do Brasil, com destaque para a atuação de Ivo Pitanguy, reconhecido como um dos maiores cirurgiões do mundo, além de ter sido responsável pela formação de centenas de cirurgiões espalhados por vários países.

Até algumas décadas atrás, poucos privilegiados podiam ter acesso a esse tipo de cirurgia, pois o custo era bastante alto. Hoje, com o crescente número de cirurgiões atuando e com a maior difusão dessa especialidade, os custos operacionais se tornaram mais acessíveis. Os preços variam bastante em função do médico escolhido e do hospital onde será realizada a cirurgia. Mas, atenção: não vale a pena trocar a qualidade pelo preço. Uma cirurgia mal realizada pode trazer danos irreversíveis.

O desejo de ser submetido a uma cirurgia plástica, contudo, muitas vezes vem acompanhado de expectativas que não podem ser atendidas. Se você quer se submeter a uma cirurgia dessa natureza, é importantíssimo avaliar até que ponto ela realmente resolverá sua insatisfação com algum detalhe de seu próprio corpo. Em outras palavras, você está insatisfeito com o corpo ou com a vida? O cirurgião deve estar igualmente atento para isso. Isto é, apto para perceber se o paciente está transferindo para a cirurgia problemas de ordem profissional, amorosa ou de outra natureza emocional. Se a origem da insatisfação está em algum desequilíbrio de ordem psicológica, não é a cirurgia plástica que irá resolvê-la. Neste caso, talvez a melhor solução seja procurar um bom psicólogo.

A decisão de ser submetido a um procedimento como esse não deve ser tomada num momento conturbado de nossas vidas e muito menos de modo impulsivo, sem pensar. Ela deve vir depois de muita reflexão e uma avaliação sincera do que realmente estamos precisando.

A estabilidade emocional é indispensável para uma decisão correta. Essa cirurgia não deve funcionar como válvula de escape para ninguém. Ela não é a dose de *whisky* que tomamos quando estamos deprimidos ou o cigarro que fumamos em momentos de tensão, nem o bolo de chocolate inteiro que comemos em arroubos de ansiedade. Não, a cirurgia não tem efeitos fugazes, como se fosse um comprimido contra dor de cabeça. Ela é definitiva! Não há caminho de volta. Portanto, a decisão deve ser pontual, objetiva e, sobretudo, serena.

Seja sincero (a) consigo mesmo (a) e não espere milagres! A cirurgia não pode transformá-lo (a) em outra pessoa. Você não ficará "igual" àquele galã ou àquela estrela da novela. Ela vai, sim, oferecer melhoras significativas em sua qualidade de vida se você tiver clareza quanto ao que espera dela. Por isso, o primeiro passo é ter consciência tanto dos benefícios quanto dos riscos dessa intervenção.

Você sabia, por exemplo, que toda cirurgia deixa uma cicatriz definitiva? Pois é, na maioria das vezes essa cicatriz é de tão boa qualidade que se torna quase imperceptível, com o decorrer do tempo. Mas existem aquelas de má qualidade, que não dependem da mão do cirurgião e que ficam ali para sempre. É claro que toda cicatriz é passível de um retoque para melhorar a sua qualidade. Mas ela existe. Na maioria das cirurgias ela fica escondida, posicionada em áreas de dobras naturais ou no couro cabeludo.

A cirurgia plástica tem, pois, suas limitações. Ela depende dos tecidos a serem trabalhados, da idade do paciente, da saúde de quem será operado – e não só da saúde física, mas também da psicológica, repito.

Se você fez uma criteriosa e honesta reflexão sobre seus anseios e expectativas em relação aos resultados, e chegou à conclusão de que uma cirurgia pode torná-lo (a) mais satisfeito (a) com o próprio corpo, então você está no caminho certo de uma plástica bem sucedida. Porém, insisto, não se engane: esse tipo de cirurgia não é método de emagrecimento, não vai lhe garantir a felicidade no casamento e nem a promoção no emprego. Não é possível, numa sala de operações, perder todos aqueles quilinhos acumulados ao longo da vida devorando pizzas, chocolates, refrigerantes e massas. Nem resolver problemas conjugais. E muito menos turbinar a carreira profissional.

Enfim, a cirurgia plástica não é um fim em si mesmo, mas um caminho que pode levá-lo (a) à satisfação consigo mesmo (a) e com a vida. É isso que espero explicar com este livro.

Capítulo 2

Você está preparado (a)?

Para fazer uma cirurgia plástica é preciso estar bem. "Como assim, doutor?" – você deve estar perguntando. "A plástica não é para me sentir melhor?" É claro que quem busca essa cirurgia quer melhorar a aparência, quer sentir-se atraente e satisfeito ao se ver no espelho. Mas o que leva uma pessoa à insatisfação com seus seios, rugas ou orelhas? Por que uns querem alterar a aparência, em algum aspecto, e outros não?

Nem sempre os motivos que levam alguém ir ao cirurgião plástico são saudáveis. Pelo contrário, determinados tipos de preocupação com o corpo, que podem chegar à obsessão, frequentemente são sintomas de desequilíbrio emocional, em geral confundidos com vaidade excessiva. Cuidar da aparência é sinal de autoestima. Mas tornar-se obsessivo (a) com ela é indício de que, psicologicamente, algo não vai bem. Você já ouviu falar, por exemplo, de pessoas que, durante anos, diariamente passam horas na academia, "malhando", e ainda assim se sentem gordas, flácidas, esquálidas ou feias? Há casos de homens e mulheres que se submetem a exercícios exaustivos ou ao consumo de perigosos anabolizantes para aumentar a massa muscular, mesmo que seus corpos estejam bem torneados. Nestes casos, a obsessão com a "boa forma" é tamanha que essas pessoas nunca se sentirão satisfeitas com o próprio corpo, independentemente da frequência com que fazem musculação e da quantidade de drogas que consomem para se tornarem mais "fortes". Trata-se, portanto, de um distúrbio, de um desequilíbrio psicológico que pode motivar quem procura a cirurgia plástica ou qualquer outra intervenção que altere a aparência física.

Esse distúrbio, tão comum entre frequentadores de academia e fisiculturistas – mas também entre adolescentes –, tem um nome: dismorfofobia. Traduzida ao pé da letra, essa palavra significa "medo da feiúra". Estudada há décadas na Europa e no Japão, a dismorfofobia é a obsessão com supostos "defeitos" corporais, por menores que sejam. Um nariz grande, por exemplo, apesar de ser normal para muitos que o portam, por outros pode ser percebido como enormemente desproporcional, levando ao desequilíbrio emocional. Essa preocupação obsessiva pode atrapalhar o trabalho, o estudo e os relacionamentos afetivos. Frequentemente essas pessoas passam horas em frente ao espelho – ou evitam olhá-lo. Podem até chegar ao extremo de evitar sair em público. Os principais alvos dessa obsessão são a pele, a face, os órgãos genitais, os dentes, o nariz, os lábios e os cabelos. Os homens se preocupam mais com a genitália e o nariz, e as mulheres, com o rosto e o peso.

A dismorfofobia surge em proporções iguais entre homens e mulheres. A idade média de aparecimento desse distúrbio é de dezessete anos. Alguns estudos demonstram que o problema começa na adolescência, época em que estamos naturalmente mais preocupados com a autoimagem. Pois, dos que procuram a cirurgia plástica, de 2% a 7% padecem desse distúrbio que, a princípio, é difícil perceber.

Outro "disfarce" a ocultar as razões nada saudáveis que levam alguém ao cirurgião plástico é a depressão, doença do afeto que acomete cerca de 17% da população. Em geral, a pessoa deprimida sofre de uma inibição global de tudo que caracteriza a vitalidade: a memória, o raciocínio, a vontade, a criatividade, o amor e o apetite sexual. Fisicamente ela também fica comprometida. Tudo se torna difícil, problemático e cansativo para o deprimido. Não se trata de má vontade da pessoa em ver as coisas boas da vida, nem de fraqueza de ânimo ou falta de otimismo, mas de uma alteração cerebral que carece de tratamento médico e psicológico.

"Tudo bem, mas afinal o que isso tem a ver com cirurgia plástica?", você me pergunta, impaciente. É muito comum pessoas deprimidas acreditarem que a cirurgia plástica lhes devolverá a alegria de viver – enquanto que, na verdade, a solução está numa boa psicoterapia e, na maioria dos casos, em medicamentos antidepressivos. Cabe ao cirurgião perceber se o candidato à plástica está ou não num estado depressivo. Caso positivo, não é recomendável que o paciente seja submetido à cirurgia. Do contrário, as consequências podem ser muito graves, pois o deprimido jamais se sentirá satisfeito com os resultados – que, como vimos, são irreversíveis.

Além disso, há a intensa pressão da mídia e da publicidade, bombardeando continuamente espectadores e consumidores com padrões de beleza e com a tão decantada "boa forma". Roupas, perfumes, automóveis, calçados, xampus, cosméticos, bebidas e academias de ginástica, entre outros tantos serviços e produtos, estão invariavelmente associados a rostos e corpos que nos são impostos como "perfeitos" e "bonitos". Isso sem contar as novelas e as revistas de moda e de celebridades, que exploram ao máximo o visual e a sensualidade de atores, atrizes e modelos. Somos continuamente estimulados a perseguir esses padrões de rosto e corpo, como se nossa felicidade dependesse deles.

Somada a essa pressão, nossa psique inventa inúmeras armadilhas para atenuar sofrimentos. Tendemos, por exemplo, a projetar num "defeito físico" o motivo de nossa profunda insatisfação com o trabalho ou com a vida afetiva. Aí imaginamos que uma simples cirurgia possa resolver esse problema – que muitas vezes tem raízes complexas e profundas, relacionadas a sentimentos e atitudes que não queremos reconhecer (não progredir no trabalho pode ter a ver com histórias infelizes de nossa infância, por exemplo; falências de casamentos e namoros podem estar relacionadas à incapacidade de dialogar). Assim, é mais "fácil" atribuirmos nossa frustração profissional ou afetiva àquela barriguinha desagradável cada vez mais saliente ou às rugas que insistem em marcar nosso rosto ou à mama que está pequena demais para os padrões atuais de beleza.

Então pense comigo: "corrigir" o que parece "errado" no corpo enquanto o problema deve estar na vida que a pessoa leva vai torná-la mais feliz? Não, com certeza. O efeito imediato de uma cirurgia plástica pode ser muito positivo, mas em longo prazo ela não reverte o fim de um casamento ou a estagnação profissional. Com a plástica podemos ficar mais bonitos (as), mas isso não garante que seremos mais amados (as) e felizes.

O modo mais saudável de lidar com essa cirurgia é fazer dela apenas parte de uma mudança bem mais ampla na história pessoal, que inclui a autocrítica (que tal superar velhas neuroses?), a mudança de atitudes (inclusive reeducar a alimentação), a revisão de valores e até de amizades – enfim, uma reforma geral na vida. Se precisar de ajuda nessa reforma, ninguém melhor que um bom psicólogo para orientá-lo (a).

Capítulo 3

Um novo cúmplice: como escolher seu médico e o que fazer antes

Se você chegou a este capítulo é porque se sente equilibrado (a) e preparado (a). Já avaliou seu estado emocional, viu que não sofre de nenhum distúrbio ou transtorno que possa comprometer sua decisão e está ciente de que a cirurgia não transformará radicalmente sua vida – mas que ela faz parte, digamos, de uma "reforma geral". Então vejamos, passo a passo, o que fazer.

Primeiro, ponha ordem em casa. Procure deixar sua vida organizada antes de procurar o médico. Se seu filho está doente, não tenha dúvida em priorizá-lo. É difícil cuidar dele e de você ao mesmo tempo. As questões profissionais e familiares – como separação conjugal e mudança de emprego ou de casa – deverão ser resolvidas antecipadamente. Prefira estar tranquilo (a) para dedicar-se ao máximo a sua recuperação após a cirurgia.

Com a casa em ordem, o segundo passo é escolher o médico. Embora seja algo óbvio, a escolha do cirurgião é um item bem mais complexo do que parece. Como disse antes, um cirurgião plástico passa por longos anos de treinamento e provas para obtenção de seu título de especialista, que é conferido pela Sociedade Brasileira de Cirurgia Plástica e Associação Médica Brasileira[1]. Essa exigência das entidades médicas deve ser sua também, porque é uma garantia de que você estará nas mãos de um profissional reconhecido e autorizado – ou seja, não levará gato por lebre. Não se iniba: pergunte ao médico se ele tem esse título ou verifique

[1]. A Sociedade Brasileira de Cirurgia Plástica fica na Avenida Pacaembú, 746, 10º andar, São Paulo (SP). O endereço de seu site é www.cirurgiaplastica.org.br. A sede da Associação Médica Brasileira localiza-se na rua São Carlos do Pinhal, 324, Bela Vista, São Paulo (SP). Acesse seu site: www.amb.org.br.

diretamente na Sociedade Brasileira de Cirurgia Plástica se ele é aprovado por ela. Isto lhe assegurará que o profissional está preparado e apto a realizar a cirurgia que você tanto deseja.

Mas como chegar ao médico? O "boca a boca" sempre funciona. Se já não conhece um, procure aquele que operou seu amigo, colega, vizinho, parente ou familiar. Ninguém melhor do que alguém que se submeteu a uma plástica para lhe recomendar um bom cirurgião. A própria pessoa que indica lhe serve como uma amostra do resultado.

Cuidado com a propaganda enganosa! Evite escolher seu médico por meio de anúncios em revistas e jornais, panfletos distribuídos na rua e comerciais da televisão. Muitos prometem resultados "milagrosos". E milagre nenhum médico faz. Seu cirurgião não precisa ser um astro de TV. Basta que ele seja competente no consultório e na sala de cirurgia.

Vale contar também com a intuição. Aliás, é decisivo que haja empatia entre você e seu cirurgião e que ele lhe transmita segurança. Afinal, você vai se expor a ele, e uma relação de cumplicidade deve se estabelecer entre os dois. Será ele a pessoa a quem você confiará seu corpo ou seu rosto e todos os anseios, expectativas e medos que cercam qualquer procedimento dessa natureza. Caso não sinta essa afinidade, não hesite: procure conhecer outros cirurgiões.

Veja bem: você está buscando um serviço especializado. Portanto, é direito seu procurar quantos cirurgiões julgar necessário até encontrar o que lhe inspira mais confiança. Ouça opiniões de diferentes profissionais da área a respeito da cirurgia que você quer realizar. E sempre desconfie de promessas de resultados milagrosos ou mirabolantes. Converse bastante sobre cicatrizes, resultados e cuidados pré e pós-operatórios. Sinta franqueza e transparência nos olhos do cirurgião.

Bem, uma vez escolhido o médico, o próximo passo é dele. É importante que o cirurgião lhe solicite exames pré-operatórios depois de fazer a avaliação completa de seu estado clínico. Os exames físico e laboratorial são decisivos para saber se, afinal, você está em condições de ser submetido (a) à cirurgia (veja mais detalhes no capítulo 4).

Você tem também o direito de saber em que hospital a cirurgia será realizada. Não tenha escrúpulos em pedir ao médico que lhe apresente o local onde acontecerá a operação e se há autorização da vigilância sanitária para a realização deste tipo de cirurgia. Sinta-se à vontade para esclarecer todas as suas dúvidas e não fique constrangido (a) caso não concorde em realizar a cirurgia no lugar proposto pelo médico. Peça alternativas, se não se sentir seguro (a) com a opção que você conheceu. O médico certamente terá outras para lhe oferecer.

Assim como a transparência do cirurgião é fundamental para o sucesso da plástica, a sua sinceridade é decisiva para ele. Não esconda nada. Exponha suas expectativas e fale de todos os seus problemas de saúde física e mental. Diga se usa algum medicamento ou droga (inclusive ilícita) e descreva as cirurgias a que você já foi submetido (a). Não se esqueça de avisar o médico, caso você seja alérgico (a) a alguma medicação ou substância química conhecida.

Depois de passar pela avaliação de alguns cirurgiões ou de ter decidido já pelo primeiro com quem teve contato, a decisão pode ser mais precoce. Porém, não confunda precocidade com pressa! Apesar das rugas que ele nos trás, o tempo é nosso melhor amigo, quando se trata de plástica. Outra alternativa pode ser procurar o cirurgião muito antes da data em que você deseja ser submetido(a) à cirurgia. Bem antes das férias ou daquele feriado prolongado em que você pretende tirar para operar. Afinal, quem espera até anos para se decidir por uma plástica pode aguardar uma ou duas semanas para realizá-la, não acha?

Capítulo 4

Um balanço do corpo: exames e cuidados pré-operatórios

Você vai bem? Para quem quer ou precisa fazer uma cirurgia – qualquer cirurgia – essa pergunta não é nada banal. E, além de ouvir você – sua história, suas expectativas, seus temores –, o médico precisa sondar seu corpo. E isso é feito por meio de exames físicos e laboratoriais que autorizarão ou impedirão a cirurgia.

Na primeira consulta, seu médico lhe fará perguntas sobre os motivos que o (a) levaram a procurar a cirurgia plástica, sobre o que o (a) incomoda em seu corpo ou rosto e há quanto tempo. É indispensável que você se sinta à vontade para expor quais realmente são suas insatisfações e quais resultados espera da plástica. Quanto mais sinceridade e riqueza de detalhes, melhor. Com isso, o cirurgião terá condições de realizar uma avaliação mais aprofundada e estudar seu caso detalhadamente. E lhe responder, com a devida honestidade, o que pode ou não ser feito.

É importante que você fale sobre sintomas frequentes que porventura sinta, tais como:

- Cabeça: dores, convulsões, perda de memória, tonturas e dificuldade de raciocínio.
- Ouvidos: dores, secreções, sangramentos e dificuldade auditiva.
- Nariz: obstruções, sangramentos, dificuldades respiratórias, dores e desvios do nariz.

- Boca e garganta: dificuldade para engolir alimentos (inclusive líquidos), caroços visíveis ou palpáveis, sangramentos, dores e problemas dentários.

- Olhos: dificuldades visuais, secreções, sensação de "peso" nos olhos, inchaços frequentes e dores .

- Pulmões: tosse, expectorações, dores torácicas, sangramentos e rouquidão.

- Coração: palpitações, dores, sensações de "aperto" no peito, inchaço nas pernas, cansaço ao fazer esforço físico, dificuldade para respirar quando deitado (a) e rotina de acordar à noite com falta de ar.

- Estômago e intestinos: mau hálito, perda de apetite, dores de estômago, vômitos, regurgitações, cólicas intestinais, obstipação intestinal (prisão de ventre), dificuldade para evacuar, diarreia, presença de hérnias ou abaulamentos no abdômen, hemorroidas e fissuras anais.

- Circulação sanguínea: inchaço frequente e dores nas pernas, dificuldade para caminhar, arroxeamento das pernas e dos dedos, frialdade das extremidades e varizes.

- Ossos, músculos e articulações: dores musculares e articulares, dificuldade para realizar movimentos e inchaço de articulações.

- Pele: alergias, coceiras, manchas, queda de cabelos e pelos, caroços sob a pele, perda de sensibilidade da pele em alguma região, manchas escuras que aumentam de tamanho e sangram e pintas escuras pelo corpo.

- Genitais e urina: dificuldade para urinar, sangramento na urina, dor ao urinar, hábito de acordar à noite para urinar, secreções na urina, secreções penianas e vaginais, dificuldades sexuais, ritmo menstrual, cólica menstrual e cólicas renais.

- Sistema nervoso: dificuldade para caminhar, desequilíbrio, alterações de sensibilidade, alterações de consciência e perda de força muscular.

- Saúde mental: ansiedade, perda de ânimo, tendência a chorar facilmente, dificuldade para chorar, tendência ao isolamento, dificuldade para se relacionar, medos em geral, hábitos obsessivos, ouvir vozes e insatisfação generalizada.

Ainda durante a consulta, o cirurgião lhe perguntará sobre doenças que você tenha ou teve, por exemplo, hipertensão arterial (a famosa "pressão alta"), problemas cardíacos, diabetes, câncer, AIDS, alergias a medicamentos ou substâncias químicas. Ele precisará saber também se você fuma ou ingere bebida alcoólica e com qual frequência e se já fez uso de drogas. O médico necessita conhecer ainda seus hábitos alimentares (que tipo de comida você mais consome), se você já realizou algum tipo de cirurgia, se teve doença neurológica ou psicológica ou qualquer outra doença que ele não tenha perguntado. E não se esqueça de mencionar todos os medicamentos de que você faz uso. O uso contínuo de ácido acetil salicílico deverá ser suspenso pelo seu médico antes da cirurgia por um período determinado, pois ele prejudica o processo de coagulação do sangue. Obviamente, os anticoagulantes também agem da mesma forma. Se você está em idade fértil, lembre a seu médico a data da última menstruação. Atenção para os atrasos menstruais! Eles podem indicar gravidez e este certamente não é o momento certo para realizar uma cirurgia plástica.

E a família, como vai? Continuando a consulta médica, o próximo passo é falar sobre a saúde de seus familiares. A mesma relação de doenças, cirurgias, distúrbios e medicamentos que fiz acima vale para seus pais, tios/tias, avôs/avós e irmãos/

irmãs. Tente lembrar os problemas de saúde de seus familiares mais próximos e conte tudo ao seu médico. Como você já deve suspeitar, trata-se de uma forma de o médico descobrir eventuais doenças hereditárias que possam afetar a cirurgia.

Depois de tanta conversa, é a vez de o cirurgião "ouvir" o seu corpo. É o momento de avaliar a cor de suas mucosas – que podem indicar um quadro de anemia –, seu grau de hidratação, se sua respiração é normal, se o tom de sua pele não é arroxeado ou amarelado, seu peso e altura, sua pressão arterial, sua temperatura, sua frequência cardíaca, enfim, uma visão global de seu organismo.

Não se deixe tomar pela timidez e permita que o médico examine cada parte de seu corpo:

- O exame começa pelo aparelho respiratório. Seu médico auscultará seus pulmões para verificar se não há nenhuma alteração que indique doença pulmonar.

- O exame físico do aparelho cardiovascular começa com a ausculta cardíaca. Por meio dela percebemos algum batimento anormal ou presença de "sopros" cardíacos.

- O exame do abdômen permitirá constatar se algum órgão está aumentado de tamanho e se há sensibilidade exagerada à palpação ou mesmo dor, presença de líquido, inchaço, hérnias. Cicatrizes que já existiam e estrias também serão avaliadas juntamente com o excesso de pele e gordura localizada.

- O exame específico do que motivou a consulta é item importante: a avaliação das orelhas, das pálpebras, do nariz, das mamas, da gordura localizada, do abdômen, da face envelhecida, dos glúteos ou qualquer outra parte do corpo que o (a) esteja incomodando.

Diante de sua expectativa com a cirurgia, da história de sua saúde e do exame físico, o médico terá condições de solicitar os exames necessários para uma avaliação mais profunda de suas condições. Esses exames servirão também para confirmar alguma doença de cuja existência o médico desconfiava desde o começo do exame físico – ou então para avaliar o estado daquela enfermidade que eventualmente você já portava.

O pedido de exames e a consulta em si é algo pessoal e peculiar de cada médico. Cada um direciona suas análises de forma diferente e pode solicitar exames também distintos, dependendo da idade do paciente e de seu histórico. Portanto, essa diferença de médico para médico não quer dizer que um esteja "mais certo" que outro. Vamos, pois, aos exames que possivelmente o cirurgião lhe pedirá:

Exames de sangue:

- Hemograma: é um exame de sangue que avaliará se você é portador (a) de algum grau de anemia, infecção ou alguma doença que acometa o sangue e a sua produção.

- Coagulograma: trata-se da avaliação de suas condições de coagular o sangue numa cirurgia. Em caso de alteração, seu médico saberá como tratar – ou então encaminhará você a um especialista.

- Ureia e creatinina: indicam se sua função renal está ou não normal. Quando estão alterados, podem indicar que há algum problema com seus rins.

- Glicemia: para investigar suspeita de diabetes, que pode ser confirmada posteriormente com exames mais detalhados.

- Outros exames de sangue que podem ser pedidos por seu médico, caso ele considere necessário: dosagem hormonal para avaliação dos casos de ginecomastia, ou seja, o aumento do volume das mamas nos homens, tema que abordaremos no capítulo 14; e teste ergométrico para avaliar suas condições cardiovasculares ao se submeter a um procedimento cirúrgico. Geralmente o cirurgião pede os exames mais comuns e, caso encontre alguma alteração, pode solicitar a avaliação de um especialista que se encarregará de dar continuidade à investigação, requerendo exames mais específicos até liberá-lo (a) ou não para a cirurgia.

Exame de urina:

Urina I: avalia se você é portador (a) de alguma infecção urinária ou outra alteração que não seja visível a olho nu, como sangramento urinário, por exemplo. Não é interessante que você esteja com qualquer quadro infeccioso no período da cirurgia.

Raio-X do tórax:

É necessário avaliar, por meio de raio-X, as dimensões de seu coração, pois aumentos exagerados no tamanho desse órgão podem indicar alguma doença cardíaca. Os pulmões também são analisados para detectar ou não a presença de infecção ou outras alterações que indiquem doença pulmonar. Existe uma parte de nosso tórax chamado mediastino, que fica bem no meio, onde se localizam estruturas importantes como alguns vasos sanguíneos e o próprio coração. Sua avaliação é importante para afastarmos alguma doença que contraindique a cirurgia.

Eletrocardiograma:

O eletrocardiograma permite avaliar o funcionamento de seu coração – se ele bate no ritmo regular, se apresenta sinais de alteração cardíaca etc.

<u>Mamografia ou ultrassonografia das mamas</u>:

Serve para avaliar as condições de suas mamas, se há presença de nódulos, muitas vezes não palpáveis ou alterações que devam ser avaliadas antes da cirurgia plástica. Os homens também devem se submeter a esse exame, caso sofram de ginecomastia (aumento do volume das mamas em função de concentração de gordura ou tecido mamário, conforme veremos no capítulo 14).

Esses são os exames mais pedidos. Mas seu médico poderá solicitar outros que julgar importantes para uma avaliação mais completa. Tudo depende do estado em que sua saúde se encontra.

Além dos exames laboratoriais, muitas vezes é importante que você seja submetido (a) a avaliações de outros especialistas, como o cardiologista – caso você sofra de alterações cardíacas e de pressão arterial. O endocrinologista poderá ser recomendado para o tratamento de diabetes, assim como o pneumologista para doenças pulmonares. E assim por diante, até que tenhamos a avaliação mais completa possível de seu estado físico, emocional e mental.

Somente após o resultado desses exames, testes e avaliações seu médico poderá lhe dizer com segurança se, afinal, você está apto (a) ou não para se submeter à cirurgia plástica. Caso tenha recebido sinal verde para prosseguir, vale lembrar, desde algumas orientações bem simples, para o período pré-operatório (que antecede imediatamente a cirurgia) e que auxiliam muito:

- nunca tome ácido acetil salicílico no período que antecede a cirurgia ou próximo dela. Este é um analgésico muito comum em nosso cotidiano e que altera o processo de coagulação do sangue. Ele tem vários nomes comercias. Preste atenção na bula! Seu médico saberá indicar quando suspender esta medicação, caso você a utilize há muito tempo por algum motivo de saúde. Os anticoagulantes também deverão ser suspensos por seu médico;

- suspenda o uso de medicações para emagrecimento quinze dias antes da cirurgia;

- antes de comparecer ao hospital para a internação, providencie a retirada de brincos, *piercings*, pulseiras, colares e relógios. O esmalte também deverá se removido e os cabelos deverão estar secos, mesmo após o banho. Nada de maquiagem;

- não vista roupas difíceis de tirar ou vestir. Prefira aquelas de abertura na frente, com zíper ou botões; calças de elástico, não muito apertadas – ou vestido com abertura na frente - são recomendadas para quem vai fazer cirurgia abdominal. Salto alto, nem pensar! Melhor uma sandália baixa, sem amarrações, ou tênis. Leve apenas algumas trocas de roupas. Sua internação não será longa;

- o jejum é fundamental para a cirurgia. Ele é obrigatório e absoluto e deverá ser de no mínimo oito horas antes da cirurgia. Não ingira líquidos nem sólidos. Seu médico saberá orientá-lo (a) sobre o tempo necessário. Você não deverá ingerir nem um gole d'água. Antes de se dirigir ao hospital, apenas escove seus dentes;

- leve suas cintas elásticas e sutiãs em caso de cirurgias que as necessite. Não esqueça os exames que por ventura estejam em seu poder, assim como as avaliações médicas que você fez. Documentos de identidade, cheque e CPF são fundamentais para a internação. Chegue e saia do hospital acompanhado (a) de alguém da sua confiança.

- converse com seu médico sobre a necessidade de depilação específica para a cirurgia que você realizará. E sobre seu período menstrual, por ocasião da operação.

- a alimentação será normal no período pré-operatório, mas evite abusos. Respeite o jejum que seu médico estipulou.

Agora que você já sabe o que fazer antes, saiba, nos próximos capítulos, como é o durante.

Capítulo 5

Sem dor: quais os tipos de anestesia?

Já imaginou uma cirurgia sem anestesista? Pois é, seria impossível. E trata-se de algo bem mais complexo e importante do que a princípio parece. Ela compete ao anestesista, profissional que integrará a equipe, cuidadosamente selecionado pelo cirurgião – seleção baseada na inteira confiança depositada no trabalho desse profissional. Ele também cursou a faculdade de medicina por seis anos e depois concluiu especialização em anestesiologia por dois anos, no mínimo. Outra área de atuação do anestesista é o tratamento de dores crônicas e agudas.

A responsabilidade desse profissional é muito grande – daí a importância da sintonia entre equipe cirúrgica e anestésica. É como se fosse uma orquestra sinfônica: cada um toca o seu instrumento e todos tocam juntos para que a música aconteça. O anestesista, então, avaliará suas condições para realizar a anestesia, fará com que você não sinta dor durante a cirurgia e que durma durante a sedação ou a anestesia geral. Os cuidados durante a cirurgia ficam por conta dele, que controla os aparelhos que monitoram as condições cardíacas, respiratórias e circulatórias do paciente. Ele será seu guardião, estará ao seu lado enquanto a cirurgia transcorre e proporcionará a tranquilidade que o cirurgião necessita para realizar a cirurgia da melhor maneira possível.

Seu primeiro contato com o anestesista ocorre na avaliação que antecede a cirurgia. Ele também examinará seu estado de saúde, lhe fará perguntas sobre doenças atuais e anteriores, o uso de medicações e drogas, hábito de fumar, alergias a componentes químicos e medicamentos, cirurgias e anestesias anteriores e sobre como foram essas experiências para o seu organismo. A verificação dos exames e avaliações pré-operatórios são obrigatórias para o anestesista. De modo geral, ele realizará uma nova avaliação, semelhante à que foi feita por seu cirurgião. Todos esses cuidados têm o objetivo de oferecer as melhores condições de segurança para a realização da anestesia e da cirurgia. Sinta-se à vontade para fazer qualquer pergunta ao anestesista.

Ele poderá lhe receitar uma medicação pré-anestésica. Ela serve para que você já entre em estado de relaxamento antes de se dirigir à sala de cirurgia, onde será aplicada a anestesia de fato. Essa medicação poderá fazer com que você esqueça o caminho até o centro cirúrgico, que para algumas pessoas costuma ser desagradável.

Uma vez na sala de cirurgia, que tipo de anestesia poderá ser aplicado em você? Em caso de plástica, são principalmente três: local, com ou sem sedação; bloqueio peridural ou raquidiano, com ou sem sedação; e anestesia geral. A escolha do tipo de anestesia dependerá de suas condições clínicas e da preferência do cirurgião, do anestesista e sua. Seus médicos saberão indicar aquela que será a anestesia mais adequada ao seu caso e saberão levar em consideração a sua opinião.

A anestesia local é aquela que todos nós já tomamos na cadeira do dentista. Como o próprio nome diz, ela é aplicada no local onde será realizada a cirurgia. Sua duração é de algumas horas e o cirurgião aplicará a quantidade necessária para que você não sinta dor durante a cirurgia. Os riscos são muito pequenos – basta ver a quantidade de anestesias desse tipo que são usadas diariamente nos consultórios dentários no mundo todo. Na mesa de cirurgia, porém, esse tipo de anestesia pode ser acompanhado de sedação.

A sedação serve para isso mesmo que você imagina: fazer o (a) paciente dormir durante a cirurgia, ou seja, perder a consciência. É um procedimento bastante confortável. A sala de cirurgia pode ser um ambiente estranho e estressante para algumas pessoas. Com a sedação, o (a) paciente fica tranquilo(a) e não se lembra do momento em que estava sendo operado (a).

Outra forma de anestesiar o (a) paciente é a realização dos bloqueios peridural e raquidiano (ou raquianestesia). A diferença entre ambas está no local exato de aplicação dos anestésicos. Uma é aplicada no espaço peridural, e a outra, no espaço intradural. Traduzindo: com o bloqueio raquidiano, a pessoa não sente as pernas ou a parte que foi anestesiada. Já na peridural permanece a sensação de tato, mas não a de dor. A anestesia peridural pode apresentar efeito mais duradouro que a raquianestesia.

Os anestésicos atuam nas raízes nervosas próximas à medula espinhal, bloqueando a dor nas áreas a serem operadas. A aplicação é realizada nas costas do (a) paciente, na área da coluna vertebral. Com a medicação pré-anestésica, geralmente o (a) paciente não se lembra do momento em que está sendo realizada a anestesia. Ela é indolor, pois o anestesista aplica anestesia local antes do bloqueio. Uma sedação também pode acompanhar esse tipo de anestesia, o que torna a cirurgia ainda mais confortável para o (a) paciente.

Outro importante tipo de anestesia é a geral. É muito comum o (a) paciente dizer que não tem receio algum da cirurgia e sim da anestesia. Isso se deve ao fato de que nas décadas de 1960 e 1970 os anestésicos utilizados não ofereciam conforto aos pacientes, que reagiam com vômitos e mal-estar após a cirurgia. A imprensa também não ajuda, pois ela sempre divulga acidentes anestésicos de forma sensacionalista, desprezando as milhares de anestesias gerais que são realizadas diariamente no mundo todo, com total sucesso. Quando se trata de alguma celebridade a notícia toma dimensão gigantesca. O risco de sofrermos um acidente no trânsito é muito maior. Mas acidentes durante cirurgias são notícias que provocam muita comoção e pânico entre as pessoas e são matérias de manchete para revistas e jornais. É importante ressaltarmos que o acidente é exceção e não regra. Aliás, há países desenvolvidos que utilizam quase que exclusivamente a anestesia geral, por acreditarem na sua segurança.

A aplicação da anestesia geral pode se dar de duas formas: a inalatória, em que se utilizam gazes anestésicos, e a endovenosa, em que o medicamento é aplicado na veia. O paciente acorda rapidamente após a cirurgia e não apresenta aqueles efeitos colaterais de antigamente.

Atualmente a anestesia geral é muito segura. Hoje existem aparelhos altamente sofisticados para acompanhar o paciente durante a anestesia, avaliando suas funções vitais, enquanto medicamentos foram desenvolvidos para que sejam eficazes e apresentem o mínimo de efeitos colaterais.

Essas dicas sobre anestesia são para você ter condições de conversar melhor com seu cirurgião a respeito dela. Saiba que para cada tipo de cirurgia está indicada um ou dois tipos de anestesia, portanto, não é toda cirurgia que pode ser realizada com qualquer anestesia. Faça as perguntas que achar importantes e coloque para ele seus anseios e suas restrições. Ele saberá entender suas dúvidas e lhe oferecer a solução que se enquadra melhor no seu caso.

Capítulo 6

De olhos bem abertos: a cirurgia plástica das pálpebras ou blefaroplastia

Se os olhos são "a janela da alma", as pálpebras são as suas cortinas. Com o passar da idade, a pele das pálpebras tende a cair sobre os olhos, diminuindo a abertura palpebral. Muitas vezes associado a bolsas de gordura que se formam logo abaixo dos olhos, esse fenômeno, que pode ocorrer em qualquer idade da vida adulta, proporciona um aspecto cansado e envelhecido ao semblante. Mesmo que esteja descansada, sempre pode parecer que a pessoa padece de insônia ou acaba de sair de uma noite mal dormida, sem contar o incômodo que as pálpebras caídas causam, sobretudo durante a leitura.

Porém, não são todas as pálpebras que devem ser corrigidas, mas apenas aquelas que incomodam estética ou funcionalmente. Decidir-se por uma cirurgia corretiva não depende da idade, mas do grau de incômodo que as pálpebras caídas provocam.

Essa cirurgia é um procedimento bastante simples nas mãos de um cirurgião habilidoso. Pode ser realizada sob anestesia local e sedação ou anestesia geral. O procedimento é ambulatorial. O paciente recebe alta no mesmo dia. Durante a cirurgia, são retirados os excessos de pele e as bolsas de gordura das pálpebras superiores e inferiores. O resultado almejado é sempre muito natural, pois a cirurgia, quando bem realizada, não deixa vestígios aparentes. É como se velhas cortinas de uma bela janela fossem substituídas por peças de novo tecido, realçando a área.

O Brasil possui a maior colônia japonesa do mundo, fora os milhares de chineses e coreanos que migraram para cá. Vivendo num país onde predominam os povos de origem ocidental, é comum encontrar entre esses imigrantes ou seus descendentes o desejo de atenuar seus traços orientais.

Por que "olho de japonês" é como é? As pálpebras superiores dos orientais não apresentam a dobra característica dos ocidentais. É essa dobra que confere aos olhos um formato mais amendoado. Assim, para os orientais, foi criada a cirurgia para ocidentalização das pálpebras. Trata-se de uma cirurgia muito simples, pois é realizada somente na pálpebra superior, com anestesia local e sedação. Nela é removida pequena quantidade de pele e bolsas palpebrais. Os cuidados pós-operatórios são iguais aos de qualquer blefaroplastia.

Como sempre, os exageros devem ser evitados. Uma boa cirurgia plástica jamais denuncia que por ali passou a mão de um cirurgião. A única impressão que deve ficar é a de que algo mudou naquele rosto. Para melhor, naturalmente. O paciente que não se sente na obrigação de revelar a cirurgia deve aparentar ter feito uma agradável viagem de férias, da qual retornou mais descansado e rejuvenescido.

No período pós-operatório, o incômodo fica por conta do inchaço e dos hematomas. Os pontos são removidos entre quatro e sete dias e o paciente pode fazer uso de analgésicos, quando necessário, e de compressas frias. Após a primeira semana, os benefícios dessa cirurgia já são notáveis. Pode-se retomar as atividades normais geralmente após a primeira semana, quando o inchaço encontra-se em regressão. A drenagem linfática depois da cirurgia é bastante benéfica e acelera o processo de recuperação. As cicatrizes são colocadas nas dobras naturais e, com o tempo, elas ficam bastante esvaecidas, pouco visíveis. Caso sejam expostas à irradiação solar, podem ficar escuras e aparentes. Portanto, para o sucesso dessa plástica, é imprescindível evitar a exposição ao sol nas semanas seguintes à cirurgia.

Depois é aproveitar os resultados. Os elogios e o bem-estar são certos! Você verá o mundo com outros olhos...

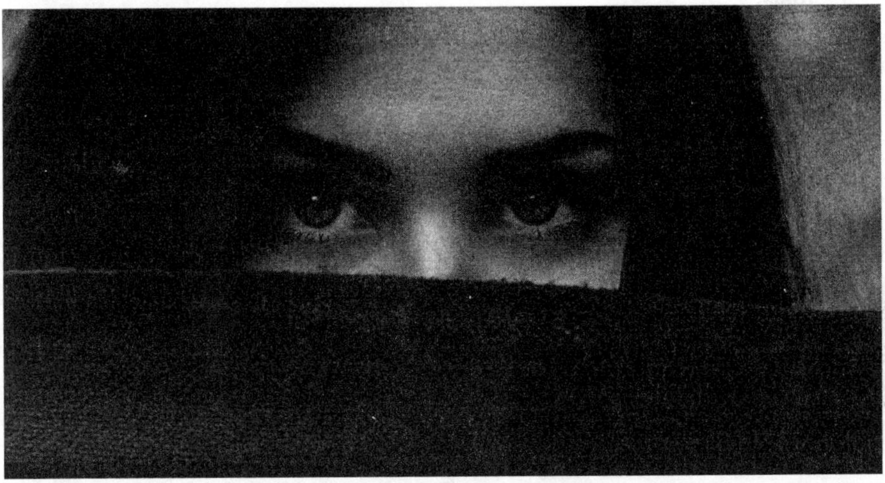

"Decidi corrigir as pálpebras porque estavam caídas. Quando usava maquiagem, a pele caía por cima e encobria a vista. Eu ficava muito chateada. Agora eu me sinto muito mais jovem, sem aquele cansaço nos olhos e também sem as bolsas nas partes inferiores. Ficou bem suave. O que mudou na minha vida? Agora me sinto muito mais segura e feliz, cheia de alegria porque os meus olhos ficaram maiores e mais bonitos. Faria e faço novamente quando for preciso, sem receio nenhum, pois a cirurgia é muito tranquila e a recuperação, rápida. Sei que valeu a pena mesmo, adorei!"

Marisa, 50 anos

"Fiz a cirurgia de ocidentalização porque uma das minhas pálpebras não tinha dobrinha. Parecia que um dos lados era maior que o outro e isso me incomodava. Não era muito nítido. Quem via meu olho achava que era normal. Como também minha irmã havia feito a cirurgia e tinha ficado ótimo, resolvi fazer também. Depois que fiz, ganhei autoestima e comecei a ficar mais vaidoso, me cuidando mais."

André, 23 anos

Capítulo 7

Restaurando as melenas: o transplante de cabelos

É dos carecas que elas gostam mais? Pode ser, mas definitivamente há muita gente que não quer ficar sem cabelos. Durante longo tempo, quando chapéus, capuzes e perucas eram largamente usados (em especial nos séculos XVII a XIX), ela não chegava a ser exatamente um problema. Ainda no século XX, para muitos homens a calvície foi considerada índice de masculinidade. Mas hoje ela incomoda incontáveis pessoas. E não me refiro só aos homens. A calvície é uma característica, sobretudo masculina, mas pode acometer também mulheres. Independentemente do sexo, porém, o (a) calvo (a) pode se sentir "mais velho (a)".

Entre os homens, a calvície tem várias origens: ela pode ser hereditária, resultado de influência hormonal (andrógenos) ou simplesmente uma decorrência da idade. Hipócrates (c. 460-377 a. C.), pensador grego considerado o "pai da medicina", já observava que os eunucos (homens castrados) estavam imunes à calvície – o que o levou à hipótese de que os hormônios masculinos explicariam a cabeça calva de muitos homens. Mas foi apenas em 1949 que o anatomista H. B. Hamilton estabeleceu os padrões de calvície masculina e a correlação científica entre hormônios masculinos e alopecia (nome clínico da calvície), verificando que os homens perdem cabelo principalmente na parte frontal do crânio.

A partir do início do século XX, o tratamento da alopecia teve grande impulso com o desenvolvimento de técnicas que apresentaram resultados satisfatórios – mas visivelmente artificiais, pois denunciavam a intervenção cirúrgica. Em resumo, tratava-se de transferir faixas inteiras de couro cabeludo da parte de trás para a da frente. Esse procedimento, que dói bastante, deixava marcas muito evidentes e não resolviam todos os casos de calvície. Depois surgiu o transplante de tufos de cabelos, o que resultava igualmente artificial, proporcionando um aspecto de "cabelo de boneca". Essa cirurgia foi precursora das atuais técnicas de transplante de cabelos, que oferecem resultados mais naturais, pois utilizamos mini e micro-enxertos fio a fio. Ou seja, não transplantamos tufos de cabelos. Assim, não há mais o risco daquele aspecto de "cabelo de boneca". Essa técnica baseou-se na teoria de que os fios de cabelo da região de trás da cabeça são imunes aos efeitos da testosterona – o hormônio masculino responsável pela queda dos fios frontais. Em outras palavras, com esse procedimento, transferimos para a área da calvície aqueles fios que resistem à atuação da testosterona, obtendo-se resultado duradouro. Porém, atenção! Vale lembrar sempre que a cirurgia não faz milagres. Aqueles fios naturais, que crescem na frente, sofrem os efeitos hormonais e, com o tempo, caem, dando a impressão de que a calvície está progredindo. Mas os transplantados permanecem. É por esse motivo que alguns pacientes preferem fazer outra cirurgia novamente após alguns anos. Antes de se decidir pela cirurgia, porém, geralmente o paciente já passou em consulta pelo dermatologista e fez vários tratamentos com aplicações tópicas ou uso oral de medicações, sem resultados que o satisfizessem.

Como é feita essa cirurgia? Bom, ela é realizada sob anestesia local – e em geral sob sedação. Começamos por retirar uma tira da região posterior do couro cabeludo. Em seguida a área é suturada e a cicatriz fica praticamente invisível. A tira, por sua vez, é submetida a um preparo: confeccionamos os transplantes a partir desse fragmento, de forma a obtermos transplantes com um, dois, três ou quatro fios de cabelos. Depois de preparados, eles estão prontos para serem colocados na área da calvície. Essa etapa de preparo dos transplantes demanda trabalho extremamente árduo, delicado e demorado. Aliás, a equipe cirúrgica do transplante capilar normalmente é composta de mais pessoas que numa outra cirurgia plástica, pois esse trabalho necessita de bastante tempo e vários profissionais conseguem realizá-lo mais depressa. Voltando aos transplantes: eles são colocados então na área da calvície, respeitando o sentido do crescimento dos fios, para que o aspecto final fique o mais natural possível. Aqueles que são compostos de apenas um fio de cabelo são colocados na linha de frente e os demais, sucessivamente: dois, três e quatro fios. Para evitar perda de fios, colocamos um curativo que é retirado em alguns dias. Os pontos também são removidos após o processo de cicatrização.

Mas volto a insistir: milagres não acontecem. Pelo menos não em plástica. Se sua calvície for muito ampla e avançada, a quantidade de transplantes que conseguimos retirar da parte de trás é da ordem de 3.000 a 5.000 fios. Assim, quanto maior a área a ser coberta, menor será a densidade de fios transplantados sobre ela, ou seja, mais difícil será corrigir a alopécia. Talvez seja o caso de repetir a cirurgia após alguns anos. Converse com seu médico a respeito disso.

E a calvície feminina? Pois é, no começo do capítulo mencionei que a alopecia não é privilégio dos homens. A calvície feminina, porém, não se apresenta de forma tão concentrada. Na mulher, ela é espalhada por todo o couro cabeludo. Portanto, dependendo de seu grau de dispersão, não há área de onde retirar os transplantes e o resultado não é tão positivo quanto costuma ser entre os homens. Se, contudo, ela for concentrada numa área, o processo é idêntico aos transplantes realizados em calvas masculinas, com resultado tão satisfatório quanto.

Quanto ao preparo para a cirurgia, ao se dirigir à internação leve poucas roupas, pois você provavelmente regressará para casa no mesmo dia. Procure chegar e sair acompanhado (a) de alguém de sua confiança. Camisas e blusas com abertura na frente são mais fáceis de vestir e tirar. Cuidado para não molhar ou remover os curativos! Eles manterão tudo que foi feito no seu devido lugar. Você poderá tomar analgésicos prescritos por seu médico e será orientado (a) a retornar ao consultório para reavaliações. Esta cirurgia não costuma ser muito dolorosa.

Uma vez realizada a cirurgia, é só cuidar e aguardar o resultado, que demora a aparecer, pois os fios de cabelo inicialmente vão crescer e cair para depois crescerem fortes, sendo o resultado definitivo visível somente alguns meses depois. Por isso, nada de ansiedade para observar as respostas de seu couro cabeludo. Aqueles tratamentos dermatológicos para calvície que você fazia podem ser retomados. Eles ajudarão no crescimento dos novos fios de cabelo e lenta restauração de suas melenas.

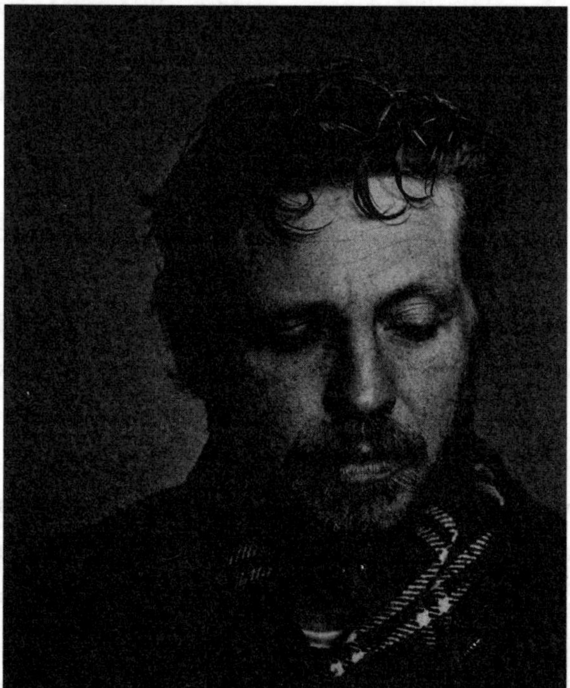

"Recuperei a autoestima. Sinto-me mais jovem. Isso gerou em mim um processo de melhoria geral, em busca da longevidade, com saúde física e mental e bom aspecto físico."

Roberto, 59 anos.

"Fiz a cirurgia porque não me sentia bem ao ver o processo da calvície progredindo. Após pesquisar algumas formas de interromper esse processo, optei pelo que trouxe mais resultados e estou contente pelo que estou passando. Realmente, posso observar que, nos locais onde a calvície existia, agora tenho cabelo."

Paulo, 41 anos.

Capítulo 8

"Todo ouvidos": correção de orelhas em abano ou otoplastia

Dumbo, apaga-vela, orelhudo (a)... São inúmeros (e cruéis) os apelidos que as orelhas em abano geram – aquelas orelhas que se destacam da cabeça, como pequenas asas. A orelha em abano é característica congênita, sem causa conhecida. No entanto, pode estar relacionada à hereditariedade. Você já deve ter visto ou ouvido falar de famílias cujos membros são caracterizados por orelhas assim. O sofrimento em decorrência dessa característica, já na primeira infância, é terrível e traumatizante. Mas pode ser superado com uma cirurgia simples chamada otoplastia.

É muito comum em consultórios de cirurgia plástica receber pais com crianças no início da vida escolar portadoras dessa particularidade física. A queixa padrão é a de que esses meninos e meninas são vítimas de ridicularização por parte de seus colegas. Outras vezes são moças que nunca prendem os cabelos com receio de expor as orelhas, mantendo-as sempre cobertas pelos cabelos ou por adornos. Devido a sua forma e posição, esse tipo de orelha dá a impressão de ser maior que o normal – ou confere aspecto abobalhado à pessoa (em nossa cultura, orelhas longas são associadas à "burrice", termo que, não por acaso, tem origem num animal orelhudo, o burro).

O posicionamento das orelhas considerado normal é determinado por um ângulo entre elas e a cabeça de aproximadamente 30º a 45º. Para que uma orelha seja clinicamente diagnosticada como "em abano" são levadas em conta as seguintes características, juntas ou isoladamente: o aumento desse ângulo, ou seja, a distância maior da orelha em relação à cabeça; o apagamento da dobra anti-hélix e um aumento do tamanho da concha (ver ilustração). A extensão da otoplastia depende de quantos desses fatores deverão ser corrigidos.

Como tenho insistido neste livro, não basta desejar ou precisar da plástica para fazê-la. É preciso estar apto para ela. Assim, na avaliação pré-operatória, o cirurgião verificará se o paciente tem condições de ser submetido à otoplastia. Crianças ainda muito pequenas, por exemplo, não têm condições de entender a situação. Se for o caso do (a) seu (sua) filho (a), pense bem se o incômodo é dele (a) mesmo (a) ou se é você que está inconformado (a) com essa particularidade anatômica. Então aguarde, dê um tempo para superar sua ansiedade e para observar o (a) seu (sua) filho (a). Ele (a) mesmo (a) saberá manifestar o desejo de alterar as orelhas. Talvez ele (a) aprenda a conviver naturalmente como elas são, o que também é saudável. Se, porém, elas são motivo de infelicidade para seu (sua) filho (a) – e se isso está bem nítido para você – então a melhor solução é mesmo a otoplastia. Se é você quem se sente desconfortável com as orelhas, então prepare-se para prender ou mudar o corte de cabelo e abandonar bonés, lenços e faixas que as cobriam. Além, é claro, de não dar mais motivo para apelidos e humilhações.

A otoplastia foi realizada pela primeira vez em 1845, pelo médico alemão Johann Dieffenbach (1792-1847). Desde então, as técnicas vêm se aprimorando. Hoje a plástica consegue resultados muito naturais. Portanto, nada de pedir ou esperar orelhas "coladas" na cabeça, denunciando a cirurgia. Ela é realizada sob anestesia local, com ou sem sedação, ou sob anestesia geral, caso se trate de criança (e dependendo da idade dela e de seu nível de entendimento em relação ao procedimento). A operação, porém, é muito simples. Tanto que o (a) paciente recebe alta no mesmo dia. A cicatriz é posicionada atrás da orelha e dificilmente visível.

A correção consiste em "recuar" a orelha, confeccionar a anti-hélix que estava apagada e/ou diminuir o tamanho da concha. Um curativo é feito para proteger o trabalho do cirurgião, mas logo ele é retirado. Os pontos são removidos em aproximadamente sete a dez dias e em geral o paciente é orientado a utilizar uma faixa de proteção por alguns dias. No período pós-operatório recente evite usar óculos, pois a armação poderá acarretar danos à cicatrização ao apoiar-se sobre a sutura. Mantenha o curativo limpo e seco e evite manipular a cabeça.

Leve para o hospital roupas de botão ou zíper com abertura na frente, pois as fechadas dificultam a passagem pela cabeça em função dos curativos. Embora não costume ser uma cirurgia dolorosa no período pós-operatório, a utilização de analgésicos pode ser necessária. Seu médico certamente indicará um.

Existe uma modalidade de tratamento sem cirurgia para as orelhas em abano de recém-nascidos. Ela consiste em fazer curativos modelando a orelha na posição e formato adequados. Mas isso só é possível até três dias após o nascimento da criança, quando as cartilagens ainda estão em condições de serem moldadas. A técnica foi desenvolvida por médicos japoneses.

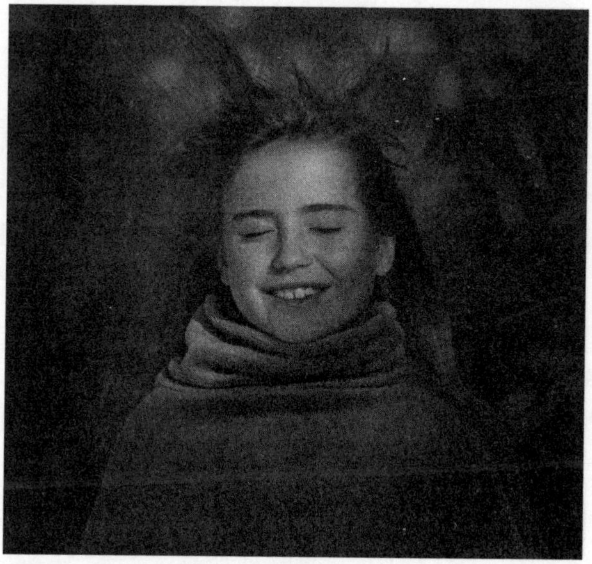

"Cabelos curtos, cabelos longos, presos ou não... Hoje vivo sem a preocupação de esconder o que, graças à cirurgia plástica, já não existe mais! É muito bom olhar-se no espelho e gostar ainda mais do que se vê.

Cristina, 23 anos

Capítulo 9

Sem medo do perfil: cirurgia plástica do nariz ou rinoplastia

Todo mundo quer ser dono do próprio nariz. Mas muitos dos que têm narizes considerados excessivamente grandes não gostariam de ser donos deles. Afinal, quem suporta calmamente, sobretudo na adolescência, apelidos insultuosos ridicularizando a narina? Poucos. Crianças e adolescentes lidam mal com limites e, com frequência, são cruéis e implacáveis quando se trata de depreciar o que é diferente ou está fora do "normal". No mundo dos adultos não é muito diferente. É apenas mais velado.

Para essas pessoas a medicina desenvolveu a rinoplastia, tida como a mais antiga das cirurgias plásticas, praticada por sacerdotes do Egito entre quinze e dezessete séculos antes da era cristã, conforme papiro encontrado em 1862, pelo egiptólogo norte-americano Edwin Smith (1822-1906). O livro sagrado dos brâmanes *Sushrutasamhitâ – O livro de Sushruta*, compilado por volta do século I d. C. – descreve, entre outras práticas medicinais, a reparação de narizes mutilados. Sushruta, o "médico" indiano que dá nome ao livro e que viveu provavelmente entre os séculos VII e VI a.C., revela que a cirurgia plástica nasal era empregada na antiga Índia para reconstruir o nariz de criminosos punidos com a amputação. A técnica consistia em empregar o tecido da fronte para refazer a narina. Em 1597, Gaspare Tagliacozzi (1545-1599), médico professor da Universidade de Bolonha, publica a monografia *De curtorum chirurgia per insitionem*, descrevendo a reconstrução nasal com retalho de braço, que fica temporariamente atado à cabeça com tiras de couro. Já no século XX, o médico alemão Jacques Joseph (1865-1934), de Berlim, é o grande inovador da rinoplastia. Ele desenvolveu a técnica segundo a qual a cirurgia é realizada por dentro, sem deixar cicatrizes externas e com resultados até hoje reconhecidos por seu padrão de qualidade.

Justamente pela excelência alcançada, hoje a rinoplastia é uma das mais difíceis operações plásticas. Alguns tipos de narizes demandam cicatrizes externas, mas que podem ser camufláveis nas dobras naturais. O cirurgião precisa ser especialmente habilidoso nessa plástica. Não há um tipo de cirurgia padrão que sirva para todos os casos. É importante analisar cada um e planejá-lo sob medida, pois o nariz é uma estrutura complexa, constituída por ossos, cartilagens, mucosa e pele. Ele tem função decisiva em nosso corpo, que é participar da respiração e nos proporcionar a sensação do olfato. Por esse motivo é indispensável que a cirurgia se preocupe ao mesmo tempo com o aspecto estético e o funcional. Há, por exemplo, pessoas que têm dificuldades respiratórias, sobretudo durante o sono. Neste caso, trata-se de uma correção funcional necessária além da questão estética. Pois de nada adianta um nariz bonito que impeça a pessoa de respirar corretamente e perceber odores.

Uma das partes mais visíveis de nosso corpo, localizada bem no centro do rosto, contemplada por nós todas as vezes que nos olhamos no espelho, continuamente exposta e vinculada à expressividade (há vários gestos que fazemos com o nariz), é mais que compreensível a grande preocupação com o formato do nariz. Assim, no consultório, as queixas são inúmeras: os pacientes não gostam do nariz porque é avantajado ou diminuto; porque tem a ponta caída, “arrebitada” ou grande; porque é torto, curvo, largo ou estreito...

Cada nariz tem sua peculiaridade e o médico precisa estudar minuciosamente o seu para determinar os pontos a intervir. Mas atenção: é impossível fazer com que seu nariz fique igual ao do galã ou da estrela da novela! Cada um tem estrutura própria, que imprime resultados diversos. E cada rosto é um rosto, com o nariz que lhe é mais adequado. Além disso, nem toda correção é possível. Por isso é indispensável conversar franca e abertamente com seu cirurgião a respeito.

Muitas plásticas dependem, por exemplo, da qualidade da pele. Se ela for grossa, dificilmente a ponta do nariz ficará muito fina. É, portanto, uma limitação para o resultado.

Essa cirurgia pode ser realizada sob anestesia local, com ou sem sedação, ou sob anestesia geral. Entre os exames pré-operatórios são também essenciais aqueles que diagnosticam desvios de septo ou outras alterações que causam obstrução nasal.

Cabe ao médico decidir se a cicatriz será interna ou parcialmente externa. Em alguns casos, em função da anatomia do nariz, ela terá que ser externa. Mas não se preocupe: as cicatrizes externas são totalmente escondidas em dobras naturais.

Às vezes é necessário fraturar o nariz para que se obtenha o resultado almejado. Isso causa a formação de hematomas. Apesar disso, a rinoplastia costuma ser muito pouco dolorosa. O incômodo fica por conta principalmente do inchaço e dos hematomas. Durante a cirurgia é provável que seu médico necessite fixar as fraturas com gesso ou algum outro material rígido e colocar um tampão nasal. Esse tampão causa certo desconforto por obstruir o nariz nas primeiras 24 horas após a cirurgia. Converse com seu médico sobre estes incômodos, que serão passageiros e que não inviabilizam a cirurgia.

A internação para realizar esta cirurgia é muito curta. O (A) paciente recebe alta no mesmo dia. Os principais cuidados se restringem a não molhar ou retirar o gesso e manter o tampão na posição original. Procure permanecer em casa nos primeiros dias. Com isso você evita reações e comentários desagradáveis. No primeiro dia, alimente-se com pratos frios para que não haja aumento do inchaço. Se possível, utilize dois travesseiros para se deitar. Evite expor-se ao sol intenso por alguns meses, pois ele pode manchar os locais operados. O uso de protetor solar, chapéus e sombrinhas também ajudam a evitar essas manchas. Se você tem crianças pequenas, fale sobre a cirurgia para que elas entendam melhor esse processo.

O nariz é uma das partes de nosso organismo que mais incha, quando submetida a cirurgias, e uma das que mais demoram a desinchar. Portanto, não aguarde resultados imediatos com a rinoplastia. Logo no início você vislumbrará mudanças, mas elas vão se tornando mais visíveis com o passar do tempo. O resultado definitivo pode demorar seis meses para aparecer por inteiro. Nada de ansiedade, pois. Para quem conviveu tantos anos com um nariz de que não gostava, não custa aguardar alguns meses para ter um novo, que vai se revelando aos pouquinhos.

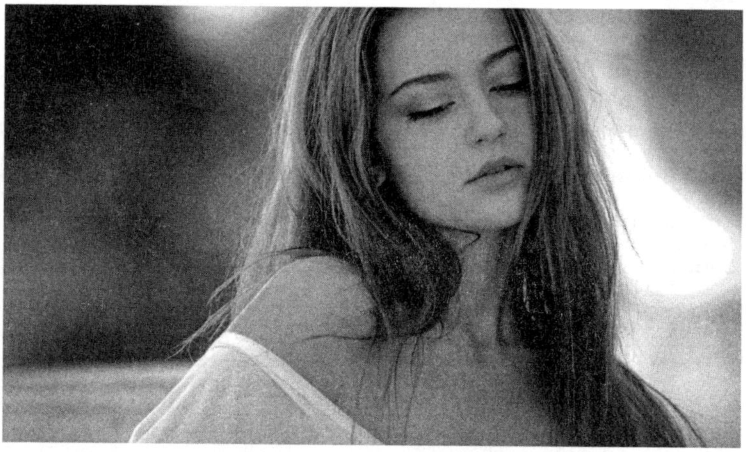

"Resolvi fazer a rinoplastia porque meu nariz me incomodava, da mesma forma que incomoda um amassado num carro. Depois que fiz a cirurgia, nada mudou drasticamente, pois o carro ainda é do mesmo modelo – só que agora sem o amassado. Não virei nenhum galã de novela. Mas acredito ter corrigido uma imperfeição que me incomodava. Gostei do resultado, ficou bem natural e quando, me olho no espelho, penso que já nasci assim."

Alexandre, 22 anos

Capítulo 10

Marcas dos anos: cirurgia do rejuvenescimento facial ou *lifting*

"Respeite minhas rugas!" Quantas vezes você já não ouviu essa expressão de alguém mais velho, exigindo mais consideração? De fato, as marcas dos anos na pele do rosto, junto com os cabelos brancos, são tradicionalmente associadas à sábia experiência que o tempo vivido traz – e, portanto, a certa superioridade sobre os mais jovens. Num belo poema de Cecília Meireles, chamado "Encomenda", a personagem diz ao fotógrafo que registrará para sempre a sua imagem: "Deixe esta ruga, que me empresta / um certo ar de sabedoria".

Não há, pois, nenhum problema em não se importar com as rugas e a flacidez da pele facial. Para muitos (as), porém, isso é uma das marcas mais evidentes (e incômodas) do envelhecimento. Ela aparece no rosto, no pescoço e nas pálpebras, traindo a idade de quem sempre subtrai alguns anos na contagem dos aniversários.

Hoje vivemos numa sociedade que hipervaloriza a juventude e a beleza, muitas vezes negando ou ocultando o envelhecimento e tudo que remeta à finitude da vida. Assim, a associação dos progressos da medicina com novas técnicas e essa exaltação midiática e publicitária do belo e da eterna juventude, tornaram o apagamento de rugas quase uma obsessão. Além disso, o aumento da longevidade e a introdução da mulher no mercado de trabalho fizeram com que o aspecto jovem fosse ainda mais valorizado. Basta ver o quanto a indústria de cosméticos explora cremes e pomadas "rejuvenescedores", prometendo a recuperação do vigor e da beleza epidérmicas.

O processo de envelhecimento, porém, envolve fatores que muitas vezes fogem de nossa imaginação ou percepção. Expor-se exageradamente aos raios ultravioletas do sol, por exemplo, constitui um dos fatores determinantes do foto envelhecimento da pele, além de provocar vários tipos de câncer de pele. Essa exposição excessiva causa perda da elasticidade, manchas e rugas. Para complicar as coisas, vivemos num país tropical, ensolarado o ano todo, com um dos maiores e mais decantados litorais do mundo. No Brasil, a pele bronzeada é cultuada não só como índice de beleza, mas também de saúde e vida tranquila, feliz, "bem vivida". Mas esse culto merece uma reflexão profunda a respeito de seus benefícios e malefícios.

Imagine agora o quanto essa cultura não contribui para acelerar o enrugamento e a flacidez da pele, junto com o envelhecimento biológico natural a que qualquer ser humano está sujeito. Afinal, os músculos da mímica facial (gestos, expressões e caretas que fazemos com o rosto) vão marcando nossa pele ao longo dos anos, deixando pés-de-galinha e rugas na testa. Em situações mais graves, toda a face fica coberta de rugas. Se sua pele for bem branca, daquelas que dificilmente ficam bronzeadas quando expostas ao sol, cuidado! Ela é forte candidata ao envelhecimento precoce. E os cuidados deverão ser redobrados.

O rejuvenescimento facial é um processo de tratamento contínuo, para toda a vida. Qualquer pessoa pode manter aspecto mais jovem, se assim o desejar e se tiver recursos para tanto. Envelhecemos um pouquinho todos os dias e para combater isso temos que agir diariamente também, adotando hábitos simples e saudáveis como:

- manter dieta adequada, com bom aporte de proteínas, sais minerais e vitaminas;
- não fumar;
- praticar atividades físicas regularmente;

- ter sono de boa qualidade;
- adotar ritmo de vida adequado (seu organismo não consegue manter a jovialidade num ritmo acelerado, sem tempo para repor as energias);
- usar filtros solares, mesmo no dia a dia (na praia ou na piscina sua utilização é imprescindível. Consulte seu médico sobre aquele que será o mais adequado à sua pele);
- estar "de bem com a vida" (alimentar rancores, mau humor e atitudes pessimistas certamente não rejuvenesce ninguém. Assuma uma atitude otimista frente à vida!).

Porém, cada um envelhece de forma diferente. Você mesmo (a) com certeza já percebeu que existem pessoas que sempre aparentam menos idade do que na realidade têm, independentemente de cremes e plásticas. Mas você reparou que elas têm uma "energia" diferente, uma forma diversa de encarar a vida e lidar com ela? Pois preste atenção nisso. Esse também é um caminho para preservar a juventude.

A plástica é uma opção quando as rugas incomodam ou quando simplesmente você quer parecer mais jovem – ou menos velho (a). Aí entra a cirurgia do rejuvenescimento facial ou *lifting*. Isto não significa remover todas as rugas. Tornar nossa face lisa, extremamente esticada, livre de qualquer ruga acaba por produzir o efeito contrário, denunciando afoiteza em esconder a idade. As rugas não devem ser totalmente eliminadas, pois fazem parte da nossa história e, como disse acima, nos emprestam ares de dignidade e sapiência. A boa plástica é aquela que proporciona uma face descansada, de quem acabou de chegar de tranquilas e revigorantes férias. Não se deve esperar que ela traga mais beleza, ainda que possa ajudar nesse quesito, mas uma aparência mais jovem.

Engana-se, porém, quem pensa que essa cirurgia é procurada somente por mulheres. Com o mercado de trabalho tão competitivo, cada vez mais exigente com a aparência, e as crescentes pressões psicossociais para que o homem tenha um bom aspecto físico, o sexo masculino encontrou nessa cirurgia eficiente aliado em favor de seu sucesso profissional e, claro, amoroso.

A cirurgia do rejuvenescimento facial, também chamada *lifting* ou ritidoplastia, pode ser realizada com anestesia local e sedação ou anestesia geral – que é muito segura. Ela consiste basicamente em reposicionar os músculos da face que já se encontram mais flácidos e remover o excesso de pele facial e do pescoço. As cicatrizes cirúrgicas são posicionadas nas pregas naturais, o que as deixa bem disfarçadas. A ritidoplastia é frequentemente associada à blefaroplastia ou cirurgia das pálpebras, sobre a qual falamos no capítulo 6.

Um curativo, geralmente em formato de capacete e que não costuma incomodar, é colocado para proteger a cirurgia e removido 24 horas depois. Compressas com soro e gazes são aplicadas às pálpebras para conter o inchaço, principal causa de desconforto – que tem sua fase mais aguda durante a primeira semana. Após esse período você poderá sair de casa com óculos de sol e, se quiser, também um lenço no pescoço. Há raras exceções de pacientes que não apresentam inchaço. Via de regra, essa cirurgia também não é dolorosa. Os pontos, da mesma forma, indolores, serão removidos quando o processo natural de cicatrização estiver terminado.

Para o dia da cirurgia, use camisa e/ou blusa de abertura na frente, pois as fechadas dificultam a passagem do curativo. Se você estiver habituado (a) a tingir os cabelos, faça-o aproximadamente uma semana antes porque logo após a cirurgia isso não será possível. No início do período pós-operatório utilize, se possível, dois travesseiros, porque a cabeça mais elevada ajuda na regressão do inchaço. Em caso de associação com a cirurgia nas pálpebras, faça compressas frias com soro fisiológico todos os dias. Nunca tome medicações como ácido acetil salicílico antes ou após a plástica, pois elas favorecem o sangramento e a formação de hematomas.

O inchaço é consequência ao mesmo tempo inevitável e importante no pós-operatório, por isso tire alguns dias de férias ou licença para cuidar de si. Evite sair à rua na primeira semana, exceto para visitar seu médico nas consultas de retorno. Siga rigorosamente as orientações passadas por ele. Evite o sol, que pode produzir manchas no rosto durante esse período. Se possível, passe seis meses sem se expor a ele diretamente. As atividades cotidianas estão liberadas em uma semana. E aguarde o tempo – esse mesmo que deixou rugas em seu rosto. Veja só: ele é nosso melhor amigo na recuperação após a cirurgia. A drenagem linfática, se indicada pelo seu cirurgião, é boa alternativa para acelerar o processo de recuperação. Programe-se para fazê-la. Com o passar de dias e semanas, o inchaço desaparecerá, cedendo lugar a uma face mais jovem e saudável.

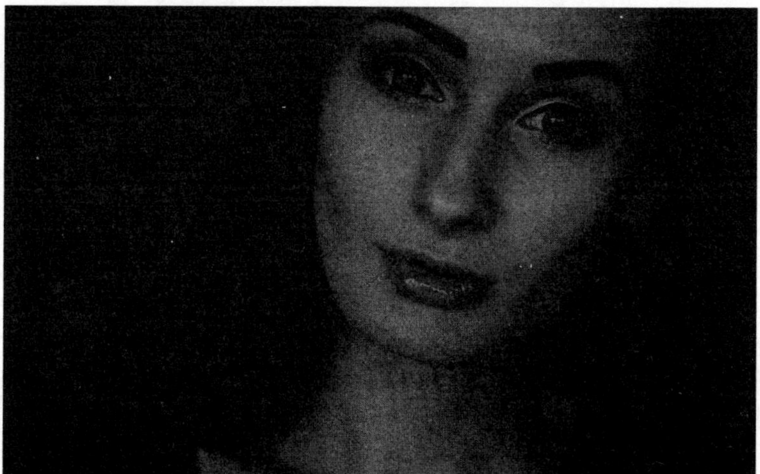

"Fiz esta cirurgia porque não estava me sentindo bem ao olhar no espelho. Ela mudou minha autoestima: estou me sentindo melhor com o novo rosto. Ao me olhar no espelho, não vejo mais a pálpebra caída e tudo aquilo que a cirurgia corrigiu."

Maria Augusta, 52 anos

"Era o momento certo. Quando me olhava no espelho, nem achava que estava tão ruim. Porém, após a cirurgia notei o quanto realmente estava na hora de fazê-la. O resultado ficou fantástico, minha autoestima se elevou e eu fiquei mais feliz e realizada."

Gabriela, 56 anos

"Fiz porque era o momento exato (52 anos) de melhorar a aparência e, com isso, rejuvenescer alguns anos. Gostei do resultado, que ficou natural e tirou do meu rosto o peso de alguns anos."

Angélica, 52 anos

Capítulo 11

Amigas do peito (1): cirurgia para aumento das mamas com implantes de silicone

Na hora de escolher a roupa para sair, e dependendo do clima (tanto meteorológico quanto emocional), o tamanho do decote é decisivo para qualquer mulher. Blusas e camisetas mais cavadas ou camisas com dois ou três botões estrategicamente "esquecidos" fora de suas respectivas casas ajudam bastante na hora do flerte ou no reaquecimento sensual de um namoro ou casamento.

Mas muito antes da liberação sexual feminina, na década de 1960, quando os sutiãs chegaram a ser queimados em praças públicas, as mamas já cumpriam importante papel nos jogos de sedução e na relação sexual. Basta ver o quanto suas formas foram exploradas pela pintura e escultura – além da poesia – desde a Antigüidade. Portanto, não se trata de fenômeno inédito a mulher de hoje se mostrar particularmente preocupada com o contorno e o volume dos seios – preocupação que muitas vezes acaba gerando ansiedade, em função dos padrões de beleza ditados pela mídia.

Para algumas mulheres, expor-se ou desnudar-se diante de outra(s) pessoa(s) é motivo de verdadeiro sofrimento, pois em casos extremos há as que não possuem volume mamário algum. Essa inibição certamente influi na performance e na satisfação sexual da mulher, afetando inclusive sua maneira de vestir e, claro, sua autoestima. Entre elas, é frequente o recurso a roupas que não denunciem o pouco volume das mamas ou aos famosos "enchimentos".

Para entender porque algumas têm mais, outras menos, é preciso levar em conta a natureza. O volume das mamas é determinado até a puberdade, quando, com as alterações hormonais, elas se desenvolvem totalmente. Algumas vezes, porém, elas crescem pouco. Mas é bom lembrar que o desenvolvimento funcional não depende do tamanho dos seios. Mama pequena não impede a amamentação.

Outra causa da redução do porte das mamas é a chamada involução pós-gravídica. Durante a amamentação, é normal que as mamas aumentem de volume. Após esse período, elas tendem a regredir ao tamanho original. Contudo, em certos casos, essa regressão ocorre além do desejado, resultando mamas de volume muito pequeno e às vezes flácidas. Há ainda a cirurgia para remoção de tumores, responsável pela diminuição do volume e por formatos inadequados dos seios.

Mas o tamanho não é a única preocupação das mulheres, quando o assunto são os seios. Mamas flácidas também é motivo de insatisfação. A correção desse aspecto pode ser realizada com o implante de silicone ou recorrendo-se à associação com a cirurgia para correção da flacidez, a mastopexia, assunto do próximo capítulo.

A cirurgia para aumento das mamas por implantes de silicone gel foi criada em 1962 por Thomas Cronin e Frank Gerow, da Universidade do Texas, nos Estados Unidos. Desde então esse tipo de implante passou por grande evolução tecnológica, desenvolvendo inúmeros formatos e evitando ao máximo as famosas contraturas capsulares, que nada mais são que uma forma de rejeição dos implantes – sobre o que falarei daqui a pouco. Com isso, já na década de 1980, essa cirurgia tornou-se a plástica mais realizada nos Estados Unidos.

Os implantes de silicone não causam câncer de mama nem outras doenças. Por se tratar de invólucros contendo gel de silicone de alta coesividade, ou seja, um gel bem consistente, eles podem ser removidos pelo cirurgião a qualquer momento, conforme o desejo da mulher. A possibilidade de extravasamento desse gel é mínima, ocorrendo somente em situações de perfurações, sejam elas traumáticas (acidentes) ou não.

Outro dado importante para quem deseja se submeter a esse implante é que todo organismo tende inicialmente a rejeitá-lo, interpretando-o como um corpo estranho, como algo que não faz parte dele. E uma das formas de rejeição é a contratura capsular, o que torna as mamas mais endurecidas e às vezes doloridas. Hoje esse fenômeno não é a regra. Ao contrário do que ocorria na década de 1960, atualmente os índices de rejeição caíram bastante porque a superfície do implante – isto é, o seu invólucro – foi texturizada para "enganar" o organismo. Existem duas formas de textura: uma de silicone e outra de poliuretano. Isso quer dizer que a superfície do implante não fica lisa e sim com certa texturização. Quanto ao formato, os implantes podem ser redondos ou anatômicos (ovalados) e de diferentes perfis – altos, baixos ou naturais.

Diante do que foi dito até agora, e se você continua achando que precisa mesmo de implante nos seios, atente para os passos que deve seguir antes da cirurgia. Na avaliação pré-operatória, além dos exames de praxe, é fundamental fazer a ultrassonografia das mamas ou a mamografia, para que o médico verifique se há doenças pré-existentes que impeçam a cirurgia. Caso você tenha alguma alteração, é importante que ela seja investigada e tratada antes da plástica.

A cirurgia propriamente é bastante simples, sendo realizada sob anestesia local e sedação, peridural ou geral. Isso depende das condições da paciente e da preferência do cirurgião. Muitas vezes o implante de silicone é associado à outra cirurgia – como a lipoaspiração, por exemplo. As cicatrizes podem ficar na aréola (círculo pigmentado em torno do mamilo), no sulco submamário (embaixo da mama) ou na axila. O implante pode ser colocado atrás da glândula mamária ou atrás do músculo peitoral. Converse com seu médico sobre essas possibilidades.

Em geral, a alta ocorre no mesmo dia, se a cirurgia não for associada à outra. Há um sutiã específico para operações desse tipo, que deve ser usado aproximadamente 30 a 60 dias. Por isso é interessante comprar dois, para poder intercalá-los entre as lavagens. É recomendável comparecer acompanhada para a internação e seguir as orientações do médico quanto aos cuidados pós-operatórios.

Evite fazer esforço com os braços na primeira semana. Nada de pegar criança no colo, arrastar móvel, dirigir ou deitar-se de barriga para baixo. No ônibus, permaneça sentada e nunca se pendure nos balaústres. Converse com seu cirurgião sobre a melhor época para ser liberada para atividades físicas e práticas esportivas.

Durante as primeiras semanas, as mamas ficam bastante inchadas e com formato muito artificial, ainda distantes do resultado definitivo. Não fique preocupada! Aguarde o tempo necessário para que haja acomodação dos tecidos. Pouco a pouco o aspecto ficará mais natural. Os seios desincham com o passar dos dias.

No período pós-operatório tardio, ou seja, depois de seis meses, suas mamas alcançarão o tamanho e o formato definitivos. O importante agora é a manutenção da cirurgia, que consiste em fazer anualmente exames como ultrassonografia das mamas ou mamografia. O autoexame, independentemente da cirurgia, deve ser realizado por todas as mulheres a cada mês e o médico, procurado, em caso de alguma anormalidade. É necessário trocar os implantes a cada dez ou quinze anos, dependendo do estado em que eles se encontrarem. Mas não se preocupe: você será orientada por seu médico a respeito disso.

No mais, é não temer blusas justas e decotadas, camisas "displicentemente" desabotoadas ou o olhar.

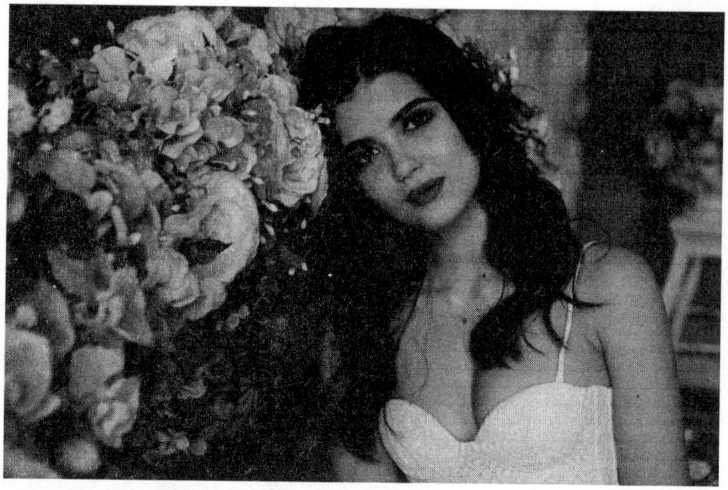

"Coloquei implantes de silicone porque minhas mamas eram espalhadas e tinham pouco volume. Essa cirurgia valorizou bem o colo, trazendo uma harmonia estética para meus seios, tornando-os mais sensuais."

Denise, 37 anos.

"Optei pelo implante de silicone para ganhar o aspecto de mulher mais jovem. Após engordar e emagrecer, minhas mamas ficaram completamente caídas e 'murchas'. Depois da cirurgia minha sensualidade mudou e também minha autoconfiança."

Márcia, 35 anos.

"Meus seios eram pequenos e, devido à idade, já se encontravam em adiantado processo de flacidez. O implante de silicone propiciou melhor aparência para eles, além de maior rigidez. A cirurgia agradou meu marido e minha filha. Ela foi realizada há aproximadamente cinco anos e até hoje não apresentou qualquer efeito colateral. Estou satisfeita e me sinto realizada."

Sueli, 54 anos.

Capítulo 12

Amigas do peito (2): correção de mamas flácidas ou mastopexia

E se seu problema for seios flácidos? Não é preciso falar dos constrangimentos e da baixa na autoestima que eles geram, não é? Para minimizar isso, a cirurgia plástica desenvolveu a mastopexia, termo que significa "fixação das mamas". E por que elas se tornam flácidas? Uma causa é o aumento do volume mamário seguido de regressão sem adequada acomodação da pele. Quer dizer, quando há uma distensão da pele que não regride. A amamentação e o emagrecimento são exemplos clássicos dessa situação. Outro fator determinante é o próprio processo de envelhecimento, que deixa todos os tecidos flácidos. Uma terceira causa é de origem genética. Muitas mulheres nunca tiveram mamas firmes mesmo durante a puberdade, pois geneticamente cresceram com mamas flácidas, mantendo formato às vezes desagradável e eroticamente pouco atraentes. É o caso daquelas que apresentam pele muito fina e mamas com conteúdo principalmente gorduroso, que tendem a cair com mais facilidade. A genética é soberana e, com frequência, cruel.

Você notou que nessas três situações há um desequilíbrio na relação conteúdo/continente? Ou seja, há um excesso de pele para a quantidade de mama. Entra aí a mastopexia: o excesso de pele é removido e a mama é montada novamente para assumir aspecto atraente e consistência mais firme.

Se for isso o que você quer, então muita atenção para todos os cuidados pré-operatórios. Dê uma olhadinha no capítulo anterior, onde eles estão mais detalhados. Não esqueça o sutiã para mamoplastia. A cirurgia pode ser realizada com anestesia local, com ou sem sedação, geral ou peridural. A escolha dependerá de você e de seu médico.

No período pós-operatório, um curativo será colocado sobre sua mama e deverá ser removido pelo seu médico quando este achar conveniente. O sutiã cirúrgico também será posto após a cirurgia. No quarto de recuperação, evite deitar-se de lado. Nem pense em se deitar de barriga para baixo – e nada de realizar grandes esforços com os braços. A internação também é bastante curta e às vezes ela é ambulatorial – ou seja, a paciente vai embora no mesmo dia. Não há restrição alimentar, mas evite exageros. E atenção: não fique na cama o tempo todo, faça pequenas caminhadas. O repouso em excesso não faz bem a ninguém.

A mastopexia costuma ser quase indolor, mas use os analgésicos que seu médico prescrever, se achar necessário. Nada de dirigir até ser liberada. E evite a incidência de sol diretamente na cirurgia. Ele não é benéfico para o processo de cicatrização e pode causar manchas na fase inicial.

O formato da cicatriz é uma decorrência da técnica escolhida pelo cirurgião, conforme o seu tipo de mama. As cicatrizes podem ser em formato de T invertido, em L, verticais ou periareloares (pelas aréolas). A qualidade delas dependerá, sobretudo, do tipo de sua pele e de sua própria capacidade de cicatrização. Embora um cirurgião faça várias cirurgias com a mesma técnica, cada paciente cicatrizará de forma diferente. Algumas podem apresentar cicatrizes de melhor qualidade, se comparadas com outras. Nem todas as técnicas são aplicáveis em todas as mulheres. Com o passar do tempo, essas cicatrizes tenderão a esvaecer, tornando-se pouco visíveis, mas de qualquer modo, suas mamas apresentarão formato mais agradável.

Outro problema que costuma acometer as mamas, além da flacidez, é a inadequação do volume. Em bom português: seios sem conteúdo. Para aumentar a quantidade de seios o recurso é o implante de silicone, como vimos no capítulo anterior. Mas há situações em que ele pode ser associado à mastopexia, pois a simples retirada do excesso de pele e a fixação da mama numa posição mais alta não é suficiente.

Depois de feita a mastopexia, não fique preocupada com a manutenção. Dificilmente seus seios voltarão a cair. A não ser que você passe por outro processo de estica e encolhe das mamas – como nova gestação ou a aquisição de alguns bons quilos na balança. Aliás, o retorno às atividades físicas deve ser gradual e não prejudica o que você obteve com a cirurgia. Converse sobre isso com seu médico.

Mas não se esqueça de que o processo de envelhecimento continua e a lei da gravidade, que é irrevogável, também prosseguirá vigorosa. Então é natural que, com o passar dos anos, você perca um pouco do resultado que conquistou com a cirurgia. Nada, porém, que se compare aos seios caídos de antes.

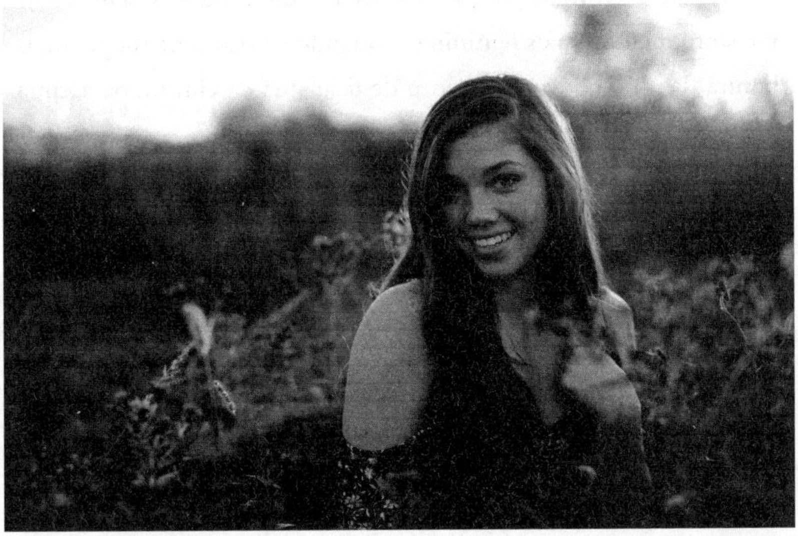

"Grandes mudanças... Boas mudanças! Fazer a cirurgia de mamas era uma decisão bem clara para mim. Contudo, por vezes adiamos a busca de nossas maiores vontades e sonhos, embalados pelo cotidiano exaustivo. Minha adolescência foi no mínimo sofrível. Nunca consegui usar uma blusinha, um tomara-que-caia, coisas tão simples para quem estava na época das descobertas.

Hoje vejo que foi a melhor atitude que tomei a meu favor. A realidade superou todas as expectativas. Recuperei a segurança e o amor-próprio. Agora tudo tem outro sentido.

Estava ciente de que sentiria dores. Mas a satisfação ao ver as novas mamas ainda no hospital não permitiu que elas chegassem. Não precisei tomar sequer um analgésico. Recebi somente elogios. E passei a ter o prazer de ver a vida mais cor-de-rosa."

Paula, 32 anos.

"Eu fiz a cirurgia porque não estava me sentindo bem. Hoje me sinto melhor, mais feminina e, quando coloco uma roupa, mais bonita. Perdi o constrangimento de ficar nua da cintura para cima na presença de outras pessoas e me sinto mais *sexy*."

Carolina, 33 anos.

Capítulo 13

Amigas do peito (3): redução das mamas ou mamoplastia redutora

Se ter pouca mama é um problema, quem tem seios em excesso também pode sofrer. A natureza, que nem sempre é sábia, muitas vezes "brinda" a mulher com seios excessivamente volumosos, flácidos e pesados. Engana-se quem pensa que esse tipo de mama é típico somente de mulheres que já amamentaram ou engordaram. Jovens adolescentes muitas vezes são surpreendidas pelo crescimento exagerado das mamas, que assumem formato desagradável e ficam caídas. Além do trauma psicológico, o fenômeno causa comprometimentos físicos, como dores na coluna.

Mas os danos emocionais são incalculáveis. Mulheres com seios acentuadamente volumosos podem sofrer de inibição sexual e se sentirem forçadas a evitar roupas justas ou que dispensem o sutiã. Imagine o constrangimento de muitas delas, obrigadas a comprar biquínis com as duas peças em tamanhos diferentes ou quando simplesmente não encontram números que lhes sirvam. O próprio sutiã é um problema à parte, pois precisa ser de tamanho muito avantajado e reforçado, totalmente fora do que se considera parte do arsenal da sensualidade feminina. Não é difícil supor o estado da autoestima dessas mulheres, frequentemente tímidas e deprimidas, sem coragem para se despir para o parceiro ou diante de outras pessoas. Motivo de vergonha e humilhação, com frequência essas mamas grandes e flácidas são dolorosas pelo seu próprio peso e balançam desagradavelmente durante o exercício físico. A insegurança gerada por esses seios tidos como "feios" afeta todas as esferas da vida dessa mulher – inclusive o trabalho.

Mas a plástica é uma solução para esse problema. A que foi desenvolvida para a redução das mamas – mamoplastia redutora – data de 1907 e se deve ao trabalho do francês Hippolyte Morestin (1869-1919), considerado um dos pais da moderna cirurgia plástica. Para o posterior progresso dessa cirurgia, porém, foi fundamental a colaboração do brasileiro Ivo Pitanguy, que criou uma nova técnica em 1961, hoje utilizada por cirurgiões no mundo todo.

A mamoplastia redutora não busca apenas reduzir o tamanho das mamas, mas também a confecção de seios eretos e firmes, o que lhes confere mais sensualidade e beleza. E, para quem os porta, mais segurança e alívio ao ver os ombros literalmente livres de um peso. Essa plástica visa também preservar a sensibilidade das mamas e a amamentação. Ela deixa cicatrizes, é claro. Como já vimos anteriormente, a cirurgia plástica não faz milagres. Com ela conseguimos mamas mais harmoniosas e bonitas, mas o preço por isso passa pelo rol das cicatrizes. Estas dependem da forma como o organismo reage à cirurgia. Reservei o capítulo 24 só para falar de cicatrizes deixadas pelas plásticas. Mas não custa dedicar aqui algumas linhas às decorrentes da mamoplastia redutora: geralmente elas são em forma de T invertido ou em L verticais ou pelas aréolas. Se você se sente candidata a essa plástica, discuta sobre as opções de cicatrizes com seu médico. Nem todas são aplicáveis a todas as mamas. Procure descobrir aquela que seja a melhor para o seu caso. Pense se você trocaria a infelicidade de ter suas mamas como são por outras mais bonitas e leves, porém com cicatrizes. Na maioria das vezes, essas cicatrizes são de excelente qualidade, pouco visíveis.

Para se submeter a essa cirurgia há uma questão de peso a enfrentar. Caso esteja no seu peso ideal ou próximo dele, tudo bem. Nesse caso, você é uma excelente candidata à mamoplastia redutora. Porém, se você estiver com aqueles "quilinhos a mais" muito a mais, é esperado que suas mamas também estejam acima do volume adequado, pois um de seus componentes é a gordura, que aumenta quando engordamos. Assim, não há como escapar da dieta antes da cirurgia. Com o emagrecimento, os seios diminuem e talvez a cirurgia não seja necessária. Mas você deve estar imaginando que, após a perda de peso, suas mamas ficarão ainda mais flácidas e feias. Isso pode acontecer, de fato, e não impedirá a cirurgia plástica. De qualquer modo, encontrar-se com o seu peso ideal é sempre muito bom. Mas para isso é necessário que você assuma hábitos saudáveis, como atividades físicas regulares e dieta balanceada.

A anestesia para realização dessa plástica pode ser local com sedação, peridural ou geral. A geral é excelente pelo conforto que oferece à paciente e ao cirurgião. A anestesia local com sedação também poderá ser empregada, dependendo da experiência do cirurgião. Quanto à anestesia peridural, também é ótima opção. Ela é aplicada nas costas e poderá ser acompanhada de sedação. Todas deverão ser discutidas em conjunto com seu médico. Exponha a ele as suas dúvidas e preferências. Se quiser voltar algumas páginas, falei desse assunto detalhadamente no capítulo 5.

Compareça à internação em jejum absoluto de no mínimo oito horas. Não ingira nem um gole de água. Leve roupas de abertura na frente, que são mais fáceis para vestir e tirar. E não se esqueça do sutiã indicado por seu cirurgião para o período pós-operatório.

A mamoplastia redutora tem duração aproximada de duas horas e meia a três horas e após a cirurgia você ficará na recuperação anestésica, aguardando o momento ideal para regressar ao seu quarto. Nada de deitar-se de lado ou de bruços. Embora raras, pode haver dores pós-operatórias, mas para isso há analgésicos que seu médico prescreverá. Esforços físicos, nem pensar! Dirigir também está proibido por um período que será determinado pelo cirurgião. A sua higiene pessoal será liberada logo, assim como pentear seus cabelos e vestir-se sozinha.

Cirurgia realizada, cuidados pós-operatórios seguidos, é o momento de curtir mamas mais bonitas e leves. Aproveite para fazer uma plástica também em seu guarda-roupa, livrando-se daquelas peças de cima que não lhe servirão mais. Lembra daquelas blusinhas justas, de alça, sem sutiã? Pois agora descubra que também foram feitas para você!

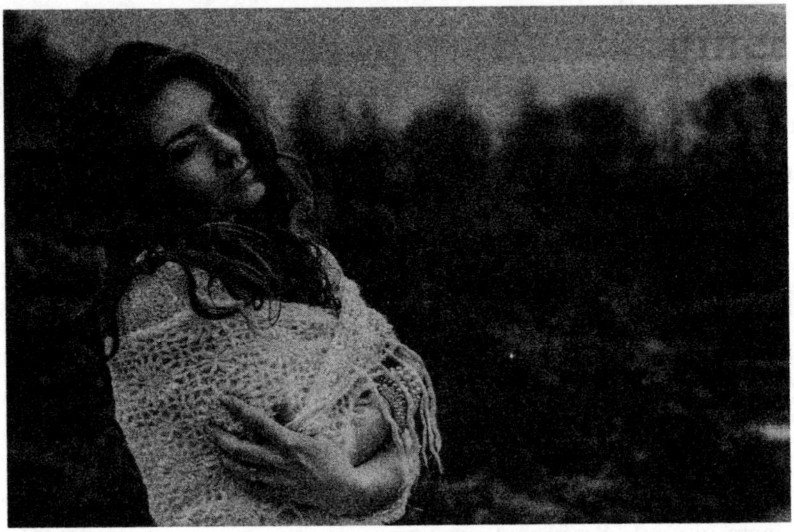

"Fiz a cirurgia porque tinha mamas muito grandes, que me atrapalhavam. Além disso, emagreci mais de 20 kg, o que fez piorar a situação, pois meus seios ficaram mais caídos e flácidos. Bom, minha vida mudou muito. Agora sinto alívio para colocar um biquíni, pois não havia parte de cima que me servisse. Agora posso colocar blusinha sem sutiã, praticar esportes sem problema algum, além de livrar minha coluna do peso. Resumindo, foi maravilhoso e vital ter feito essa cirurgia. Sou a favor de qualquer cirurgia plástica, desde que haja algum detalhe incomodando a pessoa."

Camila, 20 anos.

Capítulo 14

Amigos do peito: diminuição de "mamas masculinas" ou correção de ginecomastia

Homens: a conversa agora é só com vocês. Sim, porque também há "mamas masculinas". Óbvio que não são como as das mulheres. Vou explicar melhor do que se trata, começando com um pouquinho de história.

O termo "ginecomastia" foi introduzido por Galeno, médico nascido em Pérgamo (na atual Turquia) por volta do ano 129 e falecido na mesma cidade, cerca de 216 da era cristã. Com essa palavra ele definiu o acúmulo gorduroso mamário no homem. Atualmente, dizemos "ginecomastia" para o aumento somente de tecido glandular. O acúmulo de gordura passou a ser chamado de "pseudoginecomastia". Segundo as estatísticas, a incidência é de oito casos para cada 100.000 indivíduos. Ela é responsável por 65% dos problemas mamários no homem, trazendo transtornos psicológicos especialmente na puberdade, pois confere silhueta feminina ao rapaz num período emocionalmente instável. Às vezes o aumento do volume dos "seios" vem acompanhado de dor local, desconforto e flacidez. Há casos em que as mamas se desenvolvem de forma assimétrica – quer dizer, uma pode ficar maior que a outra. O que também é mais um motivo para timidez e pode ser sintoma de algum desenvolvimento tumoral.

Imagine o constrangimento que o fenômeno gera, sobretudo no adolescente, alvo de chacotas de colegas e amigos. Como é de se esperar, ele terá dificuldade de tirar a camisa em público, na praia, na piscina, nas quadras esportivas ou nos vestiários. Frequentemente, os meninos que apresentam ginecomastia disfarçam tal problema usando roupas largas e evitando a exposição de seus corpos. Não por acaso, é durante a adolescência que a maioria dos homens procura a plástica para corrigir a ginecomastia. Porém, precisamos avaliar adequadamente cada caso para saber a real necessidade de cirurgia.

Na verdade, o aumento do volume das mamas pode ocorrer em recém-nascidos do sexo masculino, por influência dos hormônios femininos da mãe. Esse aumento regride espontaneamente em algumas semanas. Na adolescência e puberdade, por volta dos 14 anos de idade, mesmo sem alterações hormonais, as mamas do rapaz podem aumentar de volume e, na maioria das vezes, regridem espontaneamente em dois anos ou até os 21 anos de idade. Por isso, é importante ter paciência para aguardar esse período.

Nem sempre é possível determinar as causas da ginecomastia, mas de qualquer modo, elas devem ser investigadas para afastarmos a possibilidade de alguma doença. Entre as principais causas desse fenômeno estão as alterações hormonais decorrentes de enfermidades ou o uso de anabolizantes para aumento de massa muscular, prática comum, sobretudo entre os atletas do fisiculturismo. Alguns medicamentos têm como efeito colateral o desenvolvimento de mamas no homem e devem ser suspensos assim que se verificar essa alteração. Traumas de mamas como um acidente podem causar aumento do volume mamário masculino, assim como o uso de maconha.

Em virtude dessa multiplicidade de origens, é preciso fazer sempre uma investigação hormonal e geral antes de pensarmos em qualquer cirurgia plástica. Por isso, antes de tudo, o paciente deve passar em consulta com um endocrinologista. Este verificará se seus hormônios estão normais ou alterados. Em caso de alteração a cirurgia não será indicada.

A correção da ginecomastia por cirurgia plástica, portanto, será feita somente se todas as causas forem devidamente diagnosticadas e tratadas. Ou seja, apenas se seus exames estiverem normais, como na maioria dos casos, e se não houver nenhuma doença que justifique o excepcional volume mamário. Se você se enquadra nessa situação, é importante lembrar que antes você deverá se submeter a uma avaliação geral – aqueles mesmos exames pré-operatórios de que falei no capítulo 4.

Um aspecto importante a ser considerado é seu peso. Quando estamos com aqueles famosos "quilinhos a mais", é normal que acumulemos gordura pelo corpo, inclusive na região das mamas. O emagrecimento é muito importante para a diminuição do volume mamário e também como preparo pré-operatório. Uma pessoa acima do peso ideal não está na melhor condição para se submeter à cirurgia. Com o emagrecimento talvez já ocorra diminuição significativa das mamas.

A plástica para correção de ginecomastia pode ser realizada com anestesia local – com ou sem sedação –, geral ou peridural e dura cerca de duas horas. Se o médico achar prudente, o paciente recebe alta no mesmo dia e deverá utilizar cinta elástica por aproximadamente trinta dias. As cicatrizes podem se localizar nas aréolas. Se o paciente emagrece muito, outras cicatrizes serão necessárias. As cicatrizes das aréolas, na maioria das vezes, ficam imperceptíveis – se não houver problemas de cicatrização, como quelóides e cicatrizes hipertróficas (veremos esse assunto no capítulo 24).

Quando a ginecomastia é basicamente constituída por gordura, ou seja, uma pseudoginecomastia, a lipoaspiração será suficiente para corrigi-la. Neste caso, a cicatriz geralmente é mínima, de apenas alguns milímetros. Se o crescimento for por conta da glândula mamária, uma cicatriz na aréola será necessária para a remoção da mesma. Caso estejam presentes os dois componentes – e isso é muito comum –, quer dizer, se o crescimento da mama for glandular e gorduroso, podemos associar os dois procedimentos: a lipoaspiração mais a retirada da glândula mamária. Mas, no caso de um emagrecimento radical, com grande sobra de pele, não restará outra saída a não ser acrescentar mais cicatrizes além das aréolas.

Uma vez realizada a cirurgia, os curativos são simples. Analgésicos serão receitados por seu médico. Para que a recuperação seja a mais tranquila possível, durante algumas semanas você deverá evitar esforços físicos como levantar peso ou dirigir. Utilize as cintas elásticas, se seu médico as recomendar, por pelo menos um mês. Elas ajudam a controlar o inchaço no pós-operatório. A área operada poderá ficar um pouco roxa e inchada, mas essas marcas regridem em alguns dias. Evite expor a área operada ao sol por pelo menos dois meses, para que a cicatrização seja mais bonita.

Observados esses cuidados e procedimentos, resta aproveitar a vida, digamos, de peito aberto.

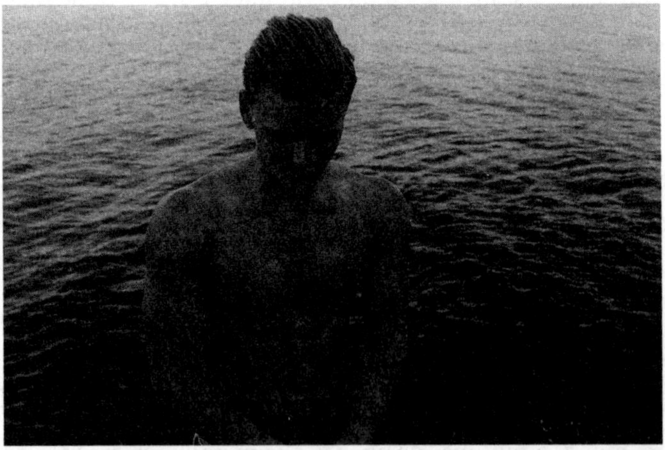

"Fiz a cirurgia porque sempre me incomodou a forma dos meus mamilos proeminentes. Às vezes isso me deixava constrangido, principalmente na infância, ao tirar a camisa na frente dos colegas e ser alvo de brincadeiras de mau gosto.

Além disso, as roupas mais apertadas não vestiam bem e eu tinha sempre a sensação de estar ou de ser gordinho.

Agora, após a cirurgia, a diferença é sensível e pode ser notada ao olhar no espelho, o que me deixou emocionado. Sinto-me mais confiante, melhor comigo mesmo, com a autoestima mais elevada. Sem dúvida, as roupas caem melhor e acabou aquela sensação de estar sempre gordinho. Sinto orgulho de mim mesmo. Deveria ter feito a cirurgia há muito tempo."

Augusto, 33 anos.

Capítulo 15

Apertando o cinto: cirurgia plástica abdominal ou dermolipectomia

Você fez um longo e penoso regime para emagrecer? Ou teve um lindo bebê? Mas, na intimidade do banho ou da troca de roupa, você não gosta do que vê quando está sem camisa? A barriga está flácida e caída? Claro, existe plástica para melhorar essa paisagem.

Agora, não é qualquer caso que pede uma operação. Um abdômen necessita ser submetido à cirurgia quando apresenta certa flacidez, causada ou não pelo acúmulo de gordura sob a pele. Essa flacidez está relacionada à obesidade – e também à gravidez, no caso das mulheres. Após uma dieta de emagrecimento é normal que a pessoa fique com aquela sobra de pele que poderá ou não trazer estrias. Chamamos este tipo de abdômen de "em avental" ou "em pêndulo". Quanto às recém-mamães, após a gestação é comum elas apresentarem muitas estrias abdominais, acompanhadas de pele flácida.

Você poderá estar se perguntando por que certas mulheres, belas e famosas no meio artístico, apresentam abdomens sem estrias e flacidez mesmo após a gestação. A primeira explicação para isso está na genética. A segunda, na quantidade de quilos que se ganha com a gravidez.

A explicação genética: algumas mulheres, por natureza, têm pele espessa, firme e elástica, que suporta o estiramento da gestação, sem sofrer dano significativo. Após o parto, a pele volta ao seu estado inicial, praticamente sem flacidez ou estrias. Mas isso não ocorre com a maioria das mulheres, infelizmente. Com os (as) que se livram da obesidade praticamente sem deixar marcas, a explicação é a mesma. Se você tiver pele de boa qualidade, ao emagrecer certamente sua barriga voltará ao estado inicial sem grandes problemas.

Como saber se seu abdômen permanecerá bonito após a gestação? Como a medicina não é ciência exata, é impossível responder com 100% de certeza. Fazemos apenas previsões baseadas nas características de sua pele. O que fazer então para preservar um formato mais bonito? O estiramento da pele varia conforme o volume que o abdômen alcança até o final da gravidez, o que depende muitas vezes do quanto a mulher engorda. Se a gestação for de gêmeos, é claro que o risco de estrias e flacidez é ainda maior.

Uma importante dica de prevenção se refere ao peso que se ganha na gestação. Dieta adequada, orientada pelo obstetra ou por nutricionista, ajuda a gestante a manter um peso ideal na gravidez. Muitas mulheres acreditam que devem comer de tudo e muito nessa fase. Ledo engano! É importante que se coma com qualidade e não em quantidade. As estrelas de TV têm a genética a seu favor e, além disso, cuidam para não engordar, praticando exercícios físicos sob orientação de profissionais, hidratando a pele com um creme adequado e aguardando o resultado – que, além de um (a) bebê maravilhoso (a), pode ser uma bela barriga.

Mas não é preciso ser estrela de TV para se preservar. Assim, após o parto, os cuidados deverão ser redobrados para retornar ao peso inicial. Cuidados com a dieta e atividades físicas são importantíssimos. Nada de relaxar porque ganhou um (a) pimpolho (a)! Não deixe para depois os cuidados consigo mesma! Acredite: esse "depois" muitas vezes se torna "anos depois", quando já pode ser tarde, restando apenas a plástica como último recurso.

Se você se encontra nesses "anos depois", com a barriga flácida e repleta de estrias após a gravidez ou depois de longo período de ganho de peso, ainda há a possibilidade de melhorarmos bastante seu abdômen. A dermolipectomia ou abdominoplastia – a plástica do abdômen, realizada pela primeira vez em 1899, nos Estados Unidos – poderá ser empregada para retirar o excesso de pele e de estrias. Como toda cirurgia, essa também tem suas limitações, pois deixa uma cicatriz dentro do umbigo e outra parecida com a da cesariana, mas um pouco maior. A qualidade dessa cicatriz depende de sua própria cicatrização, da natureza de sua pele. Em geral, a marca cirúrgica tende a ficar muito boa e posicionada num local onde pode ser ocultada pela sunga ou pelo biquíni. Mas não se esqueça: é importante estar próximo (a) de seu peso ideal. Em caso de obesidade, a cirurgia trará menos benefícios se comparada com uma pessoa que se encontra no peso compatível com a altura. Digo isso porque não conseguiremos remover numa plástica aqueles 10, 20 ou 30 quilos que você foi acumulando durante os "anos depois". Insisto: é importante fazer dieta e perder o excesso de peso antes da cirurgia.

Com essa operação conseguimos retirar o excesso de pele e a maioria das estrias. "Maioria" porque conseguimos remover somente as estrias que se encontram abaixo do umbigo. As demais, que estão acima dele, serão deslocadas mais para baixo, próximas aos pelos pubianos. Os músculos abdominais que se encontram flácidos serão reposicionados adequadamente através de pontos, proporcionando mais firmeza para o abdômen. Com essa fixação dos músculos e retirada do excesso de pele, e consequente correção da flacidez, conseguimos melhorar bastante o aspecto daquela barriga flácida que o (a) desolava no espelho.

A dermolipectomia ou abdominoplastia pode ser realizada sob anestesia peridural ou anestesia geral. Ambas são excelentes para essa cirurgia, que dura em média duas horas e meia. A cinta elástica será utilizada no pós-operatório durante aproximadamente um mês. Ao comparecer para a internação, não se esqueça do jejum absoluto de oito horas antes da cirurgia, que será precedida pela depilação pubiana. Até um gole de água estará proibido. Procure levar roupas fáceis de vestir, como uma calça ou uma saia com elástico na cintura, pois você ficará um pouco inchado (a) após a plástica. Aqueles jeans justos certamente não servirão logo de início.

Você poderá fazer pequenas caminhadas dentro de casa, tão logo seu médico o (a) autorize. Não fique deitado (a) na cama o dia todo – isso não é saudável, muito menos após uma cirurgia plástica. Os esforços físicos deverão ser leves. Nada de dirigir sem autorização do médico ou pegar criança no colo.

Essa cirurgia pode ser um pouco dolorosa, o que depende do limiar de dor de cada paciente. Isso significa que sentir e suportar a dor é algo muito pessoal. Existem pessoas que se queixam de dor e outras que não reclamam dela. Cada pessoa reage de forma diferente. Mas ela é perfeitamente contornável com um simples analgésico.

Além de evitar esforços físicos é recomendável fugir à exposição solar. As cicatrizes devem ser protegidas das radiações ultravioletas do sol por um período mínimo de dois meses, mas o tempo ideal é de seis meses. A drenagem linfática também é forte aliada na recuperação pós-operatória, ajudando na regressão do inchaço.

Depois de uma cirurgia dessa, e dos cuidados que ela impõe, aproveite para vestir as roupas que não lhe caíam bem e reserve uns dois meses para apertar suas roupas ou comprar novas. Nesse período o inchaço vai regredindo lentamente, enquanto um novo abdômen se revela e você faz as pazes com o espelho.

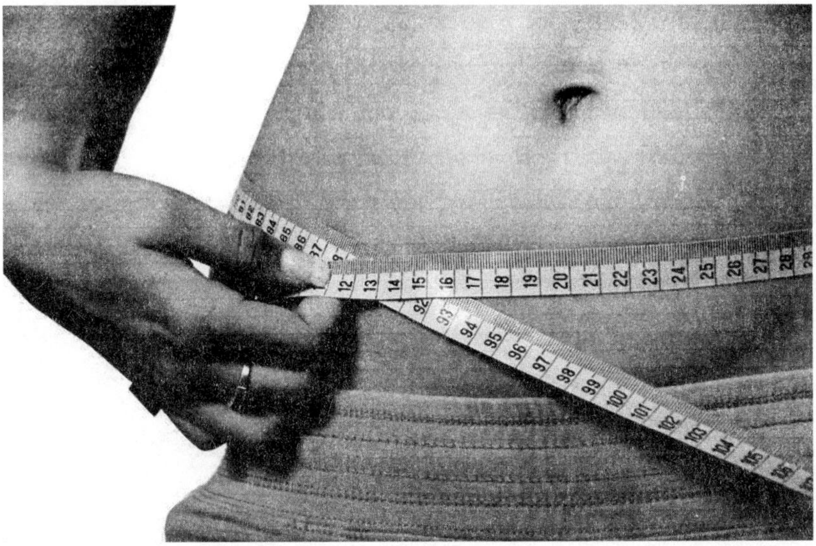

"Fiz essa cirurgia porque a região do meu abdômen era bem saliente e eu não gostava quando me olhava de perfil no espelho. A roupa não me caía bem e eu implicava com todas as minhas roupas, não tinha muito prazer em me arrumar. Com a cirurgia, tudo mudou e levantei minha autoestima. Hoje todas as roupas que visto me ficam bem e gosto quando me olho no espelho. Amei!"

Ana, 52 anos.

Capítulo 16

Leves e soltos: cirurgia plástica para correção de flacidez da pele após emagrecimento radical

A obesidade é um problema mundial. Já é considerada epidemia em países como os Estados Unidos, onde os gastos privados com a doença saltaram de US$ 3,6 bilhões, em 1987, para US$ 36,5 bilhões, em 2002. No Brasil, segundo o Instituto Brasileiro de Geografia e Estatística, em pesquisa realizada entre 2002 e 2003, o excesso de peso é oito vezes superior à desnutrição entre as mulheres e quinze vezes entre os homens. Hoje, ainda conforme o instituto, os acima do peso compõem cerca de 40% da população do país – ou aproximadamente 38,8 milhões de pessoas. Destas, 10,5 milhões podem ser consideradas obesas. O mesmo IBGE constatou que o problema afeta todas as regiões brasileiras e classes sociais, tanto no meio urbano quanto no rural.

Tanto o sobrepeso quanto a obesidade têm origem genética, ambiental e comportamental. Não é preciso ser médico para identificar algumas de suas causas. Filhos de pais obesos, por exemplo, tendem a adquirir peso excessivo com mais facilidade. Comer mais que o necessário – sobretudo alimentos com alto teor calórico – e ao mesmo tempo gastar menos energia (sedentarismo) leva ao acúmulo de gordura, o que muitas vezes se associa a distúrbios hormonais, agravando o quadro.

E como se sente, do ponto de vista emocional, alguém que se encontra nessa situação? O atual padrão de beleza feminina, que elege modelos com peso abaixo do adequado, e o ideal masculino, inspirado nos corpos esculpidos dos atletas exercem forte opressão sobre as pessoas obesas, que sofrem sobretudo com o preconceito de ordem estética. Em geral, como não é difícil supor, os obesos têm péssima autoestima. Sei que, para quem se sente feio por ser gordo, é difícil admitir que a estética não deveria ser a principal preocupação. Na verdade, a obesidade é uma doença e deveria ser tratada como questão de saúde pública, pois ela gera uma infinidade de outras doenças e distúrbios. Afinal, com as limitações de movimento que o excesso de peso impõe, o (a) obeso (a) – que tende a ser imunodeprimido (a), isto é, mais vulnerável a vírus e bactérias do que as pessoas que estão dentro do peso ideal – é frequentemente contaminado (a) por fungos e outras infecções de pele em suas dobras de gordura. Ao mesmo tempo, o excesso de peso sobrecarrega sua coluna e articulações, podendo evoluir com varizes nas pernas, úlceras de pele e problemas articulares. Além disso, a obesidade predispõe a pessoa ao desenvolvimento de doenças como hipertensão arterial, diabetes Mellitus e problemas cardíacos.

Há um método objetivo de verificar se alguém é ou não obeso. O diagnóstico é feito pelo médico, que mede o índice de massa corporal (IMC), reconhecido pela Organização Mundial da Saúde. Esse índice é calculado dividindo-se o peso em quilogramas pela altura em metros elevada ao quadrado. Se o valor encontrado estiver entre 18,5 e 24,9, não há obesidade. Você pode calcular automaticamente seu IMC no site da Associação Brasileira para o Estudo da Obesidade (www.abeso.org.br).

A obesidade é uma doença que tem tratamento e cura, passando necessariamente pela reeducação alimentar, pelo aumento da atividade física e, em alguns casos, pelo uso de medicações. Há pacientes que necessitam também de acompanhamento psicológico. De qualquer modo, o tratamento será multidisciplinar, a começar pelo endocrinologista, que investigará alterações hormonais e metabólicas. Em seguida, uma provável passada pelo cardiologista para avaliar problemas cardíacos e relativos à hipertensão arterial. Claro que uma parada no nutricionista é indispensável. Outros profissionais serão necessários, dependendo do quadro do (a) paciente.

Melhor que tratar, porém, é prevenir. A prevenção da obesidade deve começar na infância, habituando a criança a uma dieta saudável – que, por sua vez, deve integrar uma vida igualmente saudável, o que inclui atividades físicas regulares, lazer, equilíbrio afetivo e uma família tranquila. Na idade adulta, a manutenção do peso para aqueles que conseguiram emagrecer dependerá sempre de exercícios e de alimentação saudável. Isso implica, necessariamente, numa mudança geral e radical do estilo de vida.

A perda de peso, monitorada pelos profissionais mencionados acima até que se consiga afastar os riscos dessa doença, será lenta e gradual. Porém, quando a obesidade atinge níveis muito elevados (com IMC acima de 40) ela passa a ser clinicamente classificada como "mórbida". Trata-se de quadro grave que, se não pode ser combatido com os recursos do tratamento clínico, tem na cirurgia talvez a última alternativa. Esta consiste em correções para limitar a ingestão alimentar. É a famosa "cirurgia para redução do estômago". Ela é realizada por gastrocirurgiões especialistas nesse tipo de procedimento, que consiste em reduzir o espaço estomacal para os alimentos – o que, consequentemente, leva a pessoa a comer menos.

Após um emagrecimento radical, seja ele obtido através de dieta, atividade física e medicamentos, seja por meio de cirurgia para obesidade, o corpo resultante sofre efeitos consideráveis, com muita pele "sobrando". As sobras de pele ficam por todos os lados: braços, coxas, mamas, abdômen e costas. O rosto também pode ser acometido por essa flacidez. O excesso de pele, que se esconde com as roupas, propicia o desenvolvimento de "assaduras". E tirar a roupa na presença de outros pode continuar sendo um problema.

Assim, com a estabilização do peso adequado, a cirurgia para remoção da flacidez apresenta-se como um recurso para superar os danos estéticos causados pelo emagrecimento radical. Em capítulos anteriores vimos a mastopexia e a abdominoplastia, que também fazem parte do tratamento de pacientes ex-obesos. Com elas corrigimos mamas e abdomens.

A avaliação pré-operatória de alguém que foi um (a) obeso (a) mórbido (a) deverá ser minuciosa e realizada por vários profissionais de diversas especialidades. Os cuidados são redobrados, pois eles (elas) têm alterações clínicas muito específicas, que um indivíduo de peso ideal não costuma ter. Se seu emagrecimento não foi radical, mas a flacidez apareceu, então sua avaliação será igual a de qualquer paciente.

A anestesia poderá ser peridural ou geral. E as cicatrizes são inevitáveis. Mas pense bem: é uma troca mais que vantajosa, já que você se livrará do excesso de pele. As cintas elásticas são necessárias após a cirurgia por um período aproximado de um mês. Nem sempre podemos fazer essas cirurgias de remoção de uma vez só. Frequentemente elas são realizadas por etapas, para que não agrida demasiadamente o organismo.

Os cuidados pós-operatórios consistem em utilizar as cintas elásticas, tomar os medicamentos adequadamente indicados pelo seu médico, evitar esforços físicos intensos e não permanecer na cama. Pequenas caminhadas sempre fazem bem. Os retornos médicos deverão ser rigorosos, não somente com o cirurgião plástico, mas também com o gastrocirurgião, o cardiologista e os demais membros da equipe. E atenção redobrada com a dieta e a manutenção das condições clínicas.

Observados todos os cuidados pós-operatórios, logo você poderá soltar o corpo, agora plenamente livre.

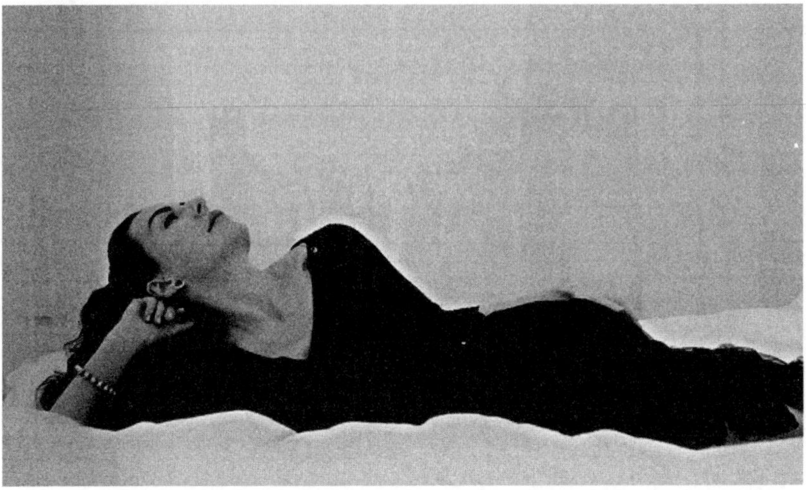

"Depois da gastroplastia e da perda de 50 kg, ficou sobrando pele por todos os lados que se possa imaginar. Minha barriga vivia com assaduras que, além de doloridas, causavam mau cheiro. Era muito desagradável. Depois das plásticas fiquei mais livre até para pequenos movimentos. O tratamento ainda não acabou, mas já estou feliz."

Gilberto, 38 anos.

"Eu fiz as cirurgias plásticas por ter sido submetida à gastroplastia (ou redução de estômago). Com o emagrecimento rápido sobraram excessos de pele. Fiz várias cirurgias para remoção de pele em braço, coxas e abdômen. Isso melhorou muito minha autoestima. Ainda gostaria de fazer a torsoplastia e colocar prótese de mama."

Rosana, 45 anos.

Capítulo 17

Esculpindo curvas: a lipoaspiração e a lipoescultura

A lipoaspiração é a vedete, a mais popularizada e desejada de todas as cirurgias plásticas. Tanto que já é carinhosamente chamada de "lipo". Campeã em número de cirurgias realizadas, a lipoaspiração foi criada em 1978, pelo médico francês Yves Illouz e, desde então, vem sendo aprimorada por diversos cirurgiões.

Um sinal de que a "lipo" está bastante difundida é o número crescente de homens que tem se submetido à ela. É muito comum eles acumularem aqueles famosos "pneus" na lateral do abdômen e nas costas – e dos quais não se livram mesmo com intensos exercícios físicos. São as famosas gorduras localizadas, removidas apenas por meio da cirurgia.

A lipoaspiração consiste em abrir pequenos orifícios pelos quais se extrai grandes quantidades de gordura, empregando-se para isso cânulas (espécie de canudo) de calibres variados. Essas cânulas são acopladas a aparelhos chamados lipoaspiradores ou a seringas com pressão negativa.

É preciso distinguir, porém, a lipoaspiração de uma outra "lipo", também bastante difundida: a lipoescultura. A primeira cuida da remoção da gordura, enquanto a lipoescultura é a reutilização da mesma gordura para injetar em outra região do corpo. Esta última técnica é realizada com seringas e a gordura removida pode ser colocada em qualquer outra parte. Por exemplo, é possível tirar gordura do abdômen e colocá-la na região dos glúteos. Ou na face, na região do "bigode chinês".

Mas atenção: não se iluda com a ideia de que lipoescultura e lipoaspiração são métodos de emagrecimento. Quando a balança acusa peso muito acima do ideal, é ilusório achar que a cirurgia plástica será capaz de remover os quilos em excesso. Bem antes de ir para a mesa de operação é necessário chegar o mais próximo possível do peso ideal. Como já disse, o cirurgião plástico não faz milagres. Com a lipoaspiração ele consegue retirar em média 5% do peso corporal em gordura. E quando estamos gordinhos, é certo que precisamos perder mais que 5% de nosso peso. Portanto, é fácil entender porque a lipoaspiração não traz resultados satisfatórios para aqueles (as) que estão longe do peso adequado. É importante que fique bem claro que a lipoaspiração remove gordura localizada e não generalizada. Se perder uns quilinhos for o seu caso, que tal pensar numa boa dieta antes de se decidir pela "lipo"?

A mesma cautela vale para as expectativas com os resultados. Uma pessoa com 50 anos, quando submetida à lipoescultura, não pode esperar que o corpo responda como se tivesse 20 porque a pele de quem se encontra na meia-idade já apresenta certa flacidez. Compreendendo as limitações que a própria natureza impõe com certeza você ficará bem mais satisfeito (a) com os resultados da cirurgia.

Vale destacar, para todos os casos, que com essa plástica as mudanças passam muito mais pelo formato do corpo do que pela balança. Como se trata de remoção de gordura localizada, é fácil compreender que dois quilos concentrados no abdômen fazem diferença muito grande se comparados com dois quilos perdidos pelo conjunto do corpo por meio de dieta.

Tanto a lipoescultura quanto a lipoaspiração são cirurgias eficazes e, desde que seguidas as orientações pré e pós-operatórias, seguras. Mas a mídia tem difundido certo temor em relação a essa cirurgia. Acidentes em cirurgias são uma exceção e não a regra. Todos os anos milhares de lipoaspirações são realizadas no Brasil com pleno sucesso. Estatisticamente, os acidentes de trânsito – tão banalizados que quase nem são mais notícia – são muito mais prováveis que os cirúrgicos. Em todo caso, para minimizar os riscos nesta ou em qualquer outra cirurgia, é indispensável que você siga as orientações que expus no capítulo 3.

Os exames pré-operatórios são os mesmos das demais cirurgias plásticas. Em caso de doenças como hipertensão arterial, problemas cardíacos e Diabetes Mellitus a avaliação do especialista pode ser necessária. Fórmulas para emagrecimento deverão ser suspensas quinze dias antes da operação.

As "lipos" podem ser feitas sob anestesia local, peridural ou geral. As cicatrizes são minúsculas (3 a 4 mm) e posicionadas em locais pouco visíveis, como a região dos pelos pubianos e do umbigo. Durante a cirurgia o anestesista controla todas as suas necessidades e proporciona todo o conforto necessário para você e seu cirurgião. O procedimento dura em média duas horas e depois dele você ficará numa sala de recuperação anestésica, para depois ser encaminhado (a) ao seu quarto. A cinta elástica será necessária já no final da cirurgia e você deverá usá-la enquanto durar o inchaço. O incômodo por conta da dor pode ser tranquilamente controlado com analgésico e costuma persistir por quatro dias. A drenagem linfática é de muita utilidade no pós-operatório, assim como as pequenas caminhadas dentro de casa. Não se assuste com as áreas arroxeadas que ficarão na região operada, elas desaparecerão em cerca de dez dias e são absolutamente normais. A atividade física leve poderá ser liberada em uma semana, aproximadamente. Dirigir não compromete a cirurgia, mas pergunte ao seu médico o momento ideal para retomar ao volante. Por ser uma operação que limita muito pouco os movimentos, a recuperação após a "lipo" costuma ser breve, com rápido retorno às atividades rotineiras.

Exposição solar, nem pensar! Deixe para tomar sol após dois meses, no mínimo. O ideal são seis meses evitando a incidência dos raios solares no local operado. Como já disse antes, o sol pode manchar uma cirurgia.

O inchaço regride lentamente e com um mês já podemos notar algum resultado. Mas aguarde uns quatro meses, quando você estará bem próximo (a) do resultado definitivo.

Depois de uma lipoescultura é mais que recomendável manter hábitos saudáveis. Engordar após a operação pode colocar tudo a perder. Isso não significa tornar-se escravo (a) de dietas e exercícios físicos. Aproveite para apertar as roupas ou até mesmo trocá-las. Você estará com um novo corpo e certamente se sentirá mais à vontade para vestir roupas mais ousadas. Ou para despi-las.

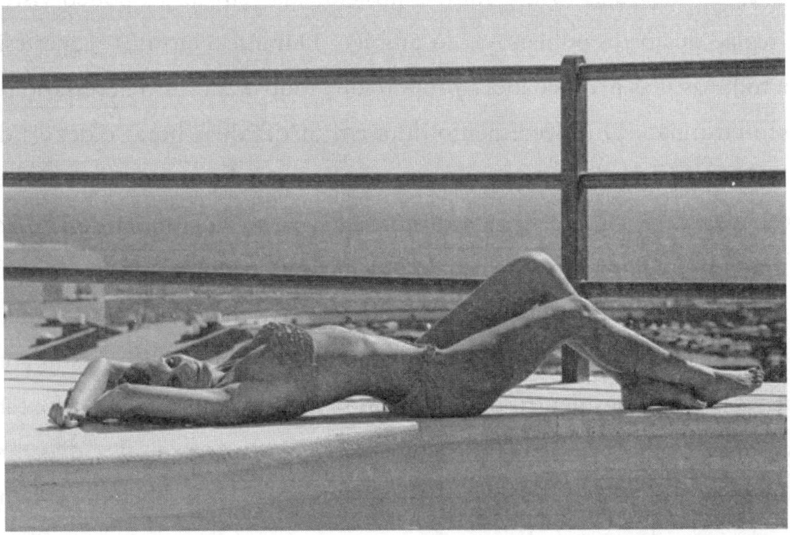

"Fiz a 'lipo' devido a um acúmulo de gordura na barriga e desejava também preencher dois 'buracos' nas nádegas. O que mudou? A 'lipo' e o preenchimento do glúteo com gordura afinaram a cintura, valorizando a silhueta, deixando meu corpo mais rejuvenescido."

Lucinda, 37 anos.

"Sempre quis ter um corpo bonito, mas na região do abdômen eu estava fora de forma, sempre tinha vergonha do meu corpo. Depois da cirurgia, tudo mudou. Comecei a gostar mais de mim e do meu corpo."

Rafaela, 43 anos.

"Fiz a cirurgia porque não gostava do diâmetro do meu abdômen. Mudou o número do meu cinto, melhorou minha autoestima e me deu mais ânimo para ir à academia."

Luís Ricardo, 33 anos.

"Fiz a 'lipo' porque acredito ser um meio de redução de gorduras localizadas, já que após um ano de exercícios localizados não consegui eliminar o excesso. Me senti mais realizada em poder olhar para meu próprio corpo, agora com aspecto semelhante ao pré-gestação."

Sílvia, 35 anos.

"Fiz porque estava descontente. Sentia-me constrangido ao andar sem camisa. Moro ao lado do Ibirapuera. Quando ia correr, sentia-me descontente com meu físico. Com a cirurgia, fiquei contente comigo, pois o retorno foi satisfatório. Passei a não mais me envergonhar do meu corpo. Comecei a notar os efeitos da malhação devido à retirada da camada de gordura. Socialmente, mudei os hábitos alimentares, possuo consciência corporal, uso roupas mais justas e me sinto bem. Mudei para melhor o meu vestuário, ganhei autoestima e gosto mais de mim ao me olhar."

Reinaldo, 41 anos.

"O motivo que me levou a fazer esta cirurgia foram os culotes bem salientes e as partes internas das coxas muito juntas. Os joelhos também eram muito gordos e na cintura havia gordura localizada formando os famosos pneuzinhos. O que mudou com a cirurgia é que fiquei com o corpo bem mais definido, o que achei ótimo e, em consequência, me sinto muitíssimo bem."

Joana, 51 anos.

Capítulo 18

Plástica naquilo: a cirurgia dos órgãos sexuais

Sim, tem plástica para "aquilo". Tanto para homens quanto para mulheres.

Parte menos exposta do corpo, o órgão sexual também pode ser acometido por vários problemas. As insatisfações típicas dessa área tão decisiva para o prazer e a realização amorosa vão muito além – no caso dos homens – das preocupações com o tamanho do pênis, por exemplo. Na verdade, diversas delas passam por questões de ordem funcional mesmo, que dificultam a própria relação sexual.

De fato, alterações genitais aparentemente insignificantes assumem enorme importância por influenciarem a esfera da sexualidade – uma das facetas mais complexas do ser humano e com certeza a que mais mobiliza suas energias. Se a sexualidade padece de alguma limitação física – além dos preconceitos e tabus –, é inevitável que traumas e retrações de ordem psicológica se desenvolvam. Uma vida sexual mal vivida gera neuroses que afetam inclusive as relações cotidianas, no trabalho e na vida familiar.

Comecemos pelas anomalias características do sexo masculino.

Um dos problemas genitais mais comuns entre os homens é a fimose – excesso de pele ou dificuldade na exposição da glande do pênis devido a um anel que impede a saída da mesma. Neste caso, a cirurgia indicada é a postectomia. Além de facilitar o coito, a correção da fimose possibilita a higiene adequada, evitando infecções.

Outro problema é freio curto, que é aquela prega de pele localizada na parte inferior da glande, prendendo-a para baixo. Isso dificulta a ereção e, consequentemente, a penetração sexual. Esse freio deve ser liberado numa cirurgia chamada frenulectomia.

Postectomia e frenulectomia são procedimentos simples, feitos com anestesia local e seguida de alta, algumas horas depois. Frequentemente é preciso submeter o paciente às duas cirurgias, mas a recuperação é bastante rápida e pouco dolorosa.

Outra anomalia recorrente é a lúpia – doença caracterizada pela presença de cistos na bolsa escrotal. Geralmente são múltiplas bolinhas amareladas vistas por transparência da pele, motivo de constrangimento para muita gente. Quando surgem em maior número, o incômodo pode ser ainda maior. Sua remoção é simples, sob anestesia local, com retorno para casa no mesmo dia. Os cuidados no pós-operatório se referem à higiene genital e uso de analgésicos, se necessário.

Além dessas cirurgias corretivas mais corriqueiras podemos citar as múltiplas manobras para aumentar o tamanho ou o volume peniano por meio de extensores, exercícios e preenchimentos. Os extensores são instrumentos que visam aumentar a extensão do pênis, ou seja, seu alongamento. Esse alongamento poderia ser alcançado, segundo seus idealizadores, também por meio de exercícios físicos. Já os preenchimentos objetivariam ampliar a espessura do pênis. Não acredito, porém, que sejam métodos seguros e totalmente confiáveis e considero necessários estudos mais profundos de seus efeitos em longo prazo. Aconselho que você consulte um urologista.

Os implantes penianos para melhor desempenho na ereção são feitos desde 1964 e grande número de homens se submeteram a eles. Realmente, os implantes constituem boa alternativa, com resultados bastante satisfatórios, para os que gostariam de manter uma vida sexual ativa, sobretudo quando a impotência ronda a performance na cama.

Uma plástica genital também muito procurada é o implante de testículo de silicone. Alguns homens, após perderem um testículo por acidente ou tumor, optam por esse implante por acreditarem que tal ausência coloca sua virilidade em dúvida. Creem que o implante trará maior conforto, livrando-os de constrangimentos e explicações na intimidade da relação sexual. Às vezes nem são os eventuais estranhamentos que incomodam tanto, mas a simples falta desse órgão.

Agora a conversa é sobre elas.

Engana-se quem pensa que a genitália feminina não apresenta variação de mulher para mulher. Ela é muito diferente uma da outra – da mesma maneira que as características do pênis variam de homem para homem. Assim, algumas mulheres se queixam de um incômodo e constrangedor barulho durante a relação sexual, o que lhes rouba a concentração e as impedem de usufruir plenamente o coito. O motivo desse barulho são os pequenos lábios em tamanho acima do normal – muitas vezes ao ponto de se exteriorizarem. Por isso, além do barulho, eles proporcionam aspecto menos estético, o que pode ser corrigido na mesa de operações.

A cirurgia para remoção do excesso de pequenos lábios é realizada com anestesia local e a paciente recebe alta poucas horas depois. É importante que se mantenha uma higiene rigorosa do local operado. Os pontos caem espontaneamente uma semana após. Não se trata de operação dolorosa, mas um analgésico simples pode ser necessário. Depois da cirurgia, a genitália assume aspecto mais harmonioso e o incômodo barulho some. A mulher se sentirá mais à vontade e segura para levar uma vida sexual livre de constrangimentos.

Você já deve ter ouvido falar de cirurgias para diminuir o diâmetro da vagina ou restaurar a virgindade feminina. É assunto para você conversar com seu ginecologista, caso se interesse pela questão. Mas gostaria de colocar minha opinião a respeito da cirurgia da virgindade. Não creio que hoje, em pleno século XXI, a virgindade seja algo que tenha relevância tão fundamental em nossa cultura. A mulher, por meio da afirmação no mercado de trabalho e pela própria conquista de seu espaço em todas as áreas, passou a viver sua sexualidade de forma livre e independente. A virgindade masculina nunca foi cobrada – muito pelo contrário, sempre se estimulou uma vida sexual mais precoce para os rapazes. Por que então exigir que a mulher permaneça virgem até o casamento, por exemplo? Pensar que uma mulher necessite de artifícios cirúrgicos para simular virgindade parece-me um retrocesso em relação a todas as conquistas que o movimento feminista alcançou ao longo de várias décadas.

As cirurgias dos órgãos sexuais podem trazer benefícios ímpares, libertadores e, sobretudo, prazerosos. Partes dos corpos masculino e feminino cercadas de tabus e preconceitos, sobre as quais legislam tantas instituições, é preciso livrar-se deles antes de qualquer decisão relativa às genitálias. Porém, assim como em qualquer plástica, o bom senso tanto do cirurgião como do (a) paciente sempre deverá prevalecer sobre o ímpeto de quem deseja ou necessita alguma alteração em seu pênis ou vulva.

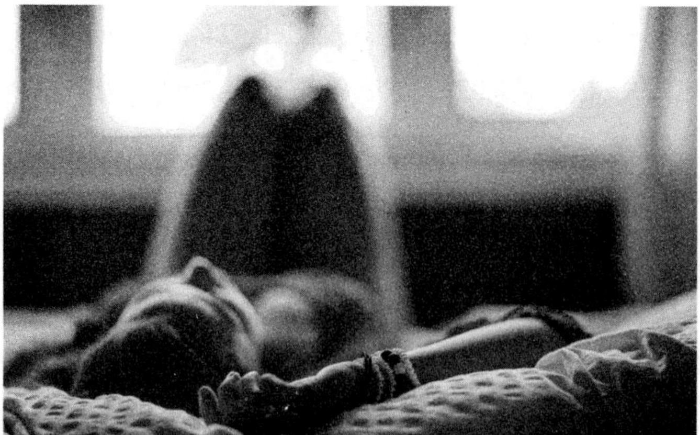

Capítulo 19

Batendo pernas: implante de silicone nas panturrilhas

Estrategicamente expostas pelas mulheres – e desejadas por elas quando os homens estão de shorts, sunga ou calção –, as pernas desempenham papel decisivo no complexo jogo da sedução. O vestuário feminino, porém, é de longe o mais sofisticado em recursos para valorizá-las, exibindo-as em maior ou menor extensão conforme a situação ou a idade. Não é difícil entender, portanto, a preocupação das mulheres com aquela parte do corpo que vai do joelho ao tornozelo. Preocupação que não se limita a depilação e cremes hidratantes, mas também aos seus contornos. Pernas muito finas não costumam fazer sucesso.

Detalhe com o qual os homens cada vez mais também se preocupam. E não estou me referindo quando eles apreciam a mulher que passa. Quer dizer, os homens podem se sentir igualmente em situação constrangedora quando, assíduos frequentadores de academias de musculação ou quadras de esporte, desenvolvem um tronco atlético a caminhar por aí sobre pernas finas, em notável desarmonia com o restante do corpo.

Mas você, que sua tanto levantando peso, pedalando ou correndo, deve estar se perguntando: "Ora, os exercícios não aumentam o volume das 'batatas das pernas'?". A musculação ou os exercícios localizados podem aumentar a massa muscular, oferecendo melhoria no aspecto das pernas magras. Porém, como indiquei em outros casos, a genética é soberana. Assim como ela determina se os olhos serão claros ou escuros e se os cabelos serão crespos ou lisos, define também os contornos das pernas – se finas ou grossas. Por isso nem sempre os exercícios físicos são capazes de superar o que foi geneticamente fixado, por mais esforço e carga que se empenhe. Eles ajudam bastante em muitos casos, quando os músculos respondem ao estímulo da sobrecarga. A plástica por meio de implante de silicone é indicada quando não se consegue nenhum resultado com a "malhação" – ou quando ela é insuficiente.

Esta cirurgia é procurada principalmente pelas mulheres que, ao vestirem saias ou shorts, expõem pernas que de tão finas parecem duas "varetas", como elas mesmas costumam dizer. Não há meios para disfarçar a falta das "batatas" a não ser tornar-se prisioneira das calças compridas.

Outra causa de desconforto estético são as assimetrias, ou seja, as diferenças entre uma perna e outra. Elas podem ser genéticas, causadas por acidente ou provocadas por doenças como paralisia, responsável por atrofias musculares. Se duas pernas finas incomodam, imagine uma diferente da outra. Por serem diferentes, acabam chamando mais a atenção. É outra situação em que o implante de silicone de panturrilhas é recomendável.

A operação cujo solene nome clínico é "inclusão de implante de silicone de panturrilhas" pode ser realizada sob anestesia peridural, raquidiana ou geral. A escolha, como em todas as cirurgias, deverá ocorrer em conjunto com a equipe médica. As anestesias de bloqueio e geral oferecem maior conforto para o (a) paciente e o cirurgião.

A cicatriz cirúrgica fica na dobra atrás do joelho e mede aproximadamente quatro centímetros. Com o tempo, ela fica bem tênue e pouco visível. O implante de silicone é colocado numa posição mais profunda, bem próximo do músculo, para que o resultado fique bastante natural. Esse implante é constituído de gel de alta coesividade, ou seja, ele não é líquido e sim bastante consistente.

Após a cirurgia é importante não fazer atividade física intensa, procurando poupar as pernas e evitando ajoelhar-se por uma semana (este movimento forçaria a cicatriz, o que não seria interessante no pós-operatório). Dirigir também estará proibido por alguns dias. No mais, é seguir as prescrições do médico, ese preparar para bater pernas, feliz da vida!

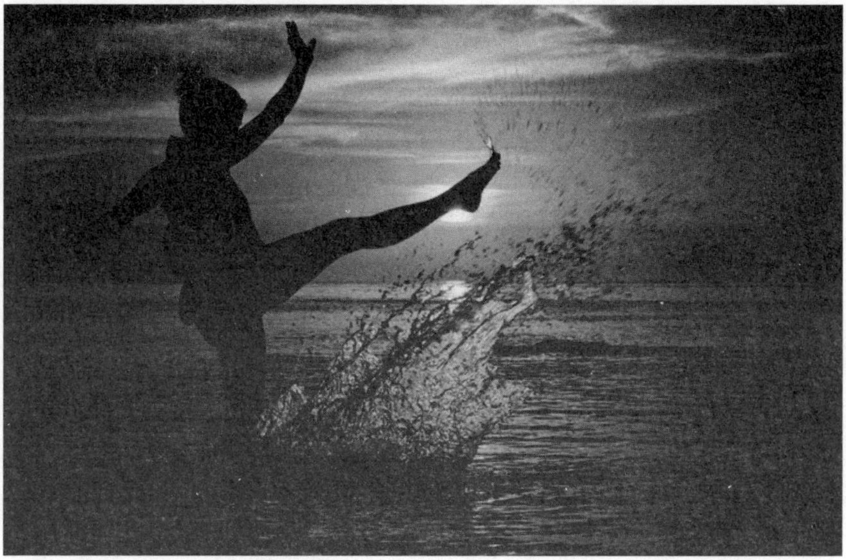

"Fiz essa cirurgia porque minha perna direita era muito mais fina que a esquerda. Isto me incomodava bastante e eu evitava usar certas roupas. Agora me sinto mais segura, sem medo de me expor."

Luciana, 30 anos.

Capítulo 20

Cuidado, curvas perigosas: implante de silicone de glúteos

País tropical, do sol perene, do calor, de praias paradisíacas – pelo menos quando não estão lotadas –, do verão quase permanente, portanto repleto de espaços em que a sensualidade do corpo é hipervalorizada e exposta, o Brasil é o reino dos biquínis, dos maiôs, do "fio dental", da minissaia, das sungas, dos *shorts* justos e minúsculos. Mesmo longe da praia, essa cultura erótica de apreciar e exibir as curvas do corpo, exaustivamente explorada e estimulada pela mídia, se traduz nas calças apertadas marcando os contornos de tudo que fica abaixo da cintura.

Associado ao clima propício à roupa leve e pouca, o peculiar desejo brasileiro pelas nádegas (tanto masculinas quanto femininas) tornam essa região corporal uma das mais valorizadas e decisivas no jogo da sedução - do qual os homens também se assumem cada vez mais como desejados. Em poucas palavras, e para usar um termo genuinamente nacional, no Brasil "bumbum" é fundamental.

Em outros países, sobretudo nos Estados Unidos, o item com cotação mais elevada são os seios. O que, com a hegemonia cultural norte-americana, influenciou o universo erótico brasileiro de tal forma que as mulheres em nosso país passaram a cobiçar mamas mais fartas. A quantidade de implantes mamários no Brasil aumentou consideravelmente na década de 1990 e continua crescendo. A região glútea, porém, sempre foi a preferência nacional, a ponto de distinguir a mulher brasileira, embora estudos antropológicos atribuam o fenômeno à herança africana (não por acaso, o termo "bunda" vem do idioma dos quimbundos, povo ao qual pertencia parte dos escravos trazidos para cá).

Em nosso país há toda uma sofisticada e complexa estética do bumbum, levada muito a sério. Em geral, e para resumir, ele é considerado bonito na mulher quando mais firme, arredondado e com volume avantajado. No homem, embora a quantidade ideal seja menor do que na mulher, os quesitos das nádegas desejáveis são os mesmos do sexo oposto. Menos exposto que o feminino, porém, o bumbum masculino belo e consistente cumpre o papel de propiciar imagem mais rejuvenescida ao homem. Uma nádega caída, flácida e sem volume parece triste e sem vida. Ou envelhecida. Que o "sexo forte" não tenha dúvida: a atração física pelas nádegas masculinas está em alta. E eles mesmos se incomodam quando elas são pequenas, retas, lisas, ao ponto de nem prenderem uma calça ou o traje de banho.

Mas por que o bumbum varia de tamanho? O volume da região glútea é determinado pela musculatura e pela quantidade de gordura sob a pele nessa região. Se a pessoa for muito magra, é de se esperar que ela tenha pouca gordura na área. Outra causa de nádegas pequenas é a atrofia dos músculos glúteos, causada pela herança genética ou por alguma doença – como anomalias neurológicas, por exemplo.

Os exercícios físicos localizados ou a musculação ajudam bastante quando o objetivo é ganhar volume e consistência nas nádegas. Mas o fator genético é sempre uma limitação. É ele que determinará o nível dos benefícios da malhação. Basta que você comece a se exercitar para perceber se obterá resultados. Depois de alguns meses de academia sem nenhum aumento significativo, é hora de pensar num caminho mais radical, se o bumbum que a natureza lhe deu não o (a) agrada. Mas atenção: você deve estar realmente muito incomodado (a) com ele, pois nádegas de volume proporcional não devem ser submetidas a cirurgia! A plástica é reservada aos bumbuns que permanecem diminutos mesmo com muito exercício físico. E a decisão deve ser bem pontual e consciente. Como toda cirurgia plástica, você deverá estar muito convicto (a) do que deseja.

Se você se decidiu pela plástica, então vamos a ela.

O implante de glúteos é constituído por um invólucro de silicone "recheado" com gel de silicone de alta coesividade, isto é, fortemente coeso, firme. Não é um silicone líquido. Sua consistência é muito semelhante ao implante de panturrilha e mais firme que o mamário (ver capítulos 11 e 19). Esta característica é importante para oferecer consistência similar às nádegas naturais e também para que não haja vazamento de silicone em caso de acidente.

Essa plástica pode ser realizada sob anestesia peridural, raquidiana ou geral. Todas constituem boas opções. O (A) paciente deve permanecer de bruços enquanto durar a cirurgia. O cirurgião fará uma única incisão vertical de aproximadamente sete centímetros, entre as duas nádegas, por meio da qual introduzirá os dois implantes. A operação é concluída em cerca de uma hora e meia.

No período pós-operatório, durante uma semana, o (a) paciente não deverá sentar ou deitar de barriga para cima. Sobram apenas as opções de permanecer de pé ou deitado de bruços. As dores podem ser tratadas com analgésicos. Durante cerca de uma semana, só é permitido dormir de bruços. Pergunte ao médico quando poderá deitar-se de lado. Dirigir também estará proibido por alguns dias. Procure utilizar a cinta elástica para esse tipo de cirurgia durante um mês, mais ou menos. Ela deve ser compressiva o suficiente para conter o inchaço da cirurgia. Porém, o aspecto mais incômodo na recuperação pós-cirurgia é mesmo a dificuldade em encontrar uma posição confortável na primeira semana. Mas o resultado costuma recompensar o sacrifício.

Se possível, tenha alguém para acompanhá-lo (a) durante a internação ou após a cirurgia. A ajuda de uma boa companhia sempre é bem-vinda. Quanto às roupas, vista uma calça com elástico na cintura depois da operação. Por causa do inchaço provavelmente os jeans justos não sirvam mais, pelo menos não no início.

Nos primeiros tempos nenhuma cirurgia plástica proporciona aspecto natural. Pelo contrário, a área operada fica bastante inchada. Então aguarde alguns meses para se deslumbrar com uma nádega maior, mais arredondada e firme. Mas nunca se esqueça: dê adeus às injeções nas nádegas. Uma simples picada pode pôr tudo a perder. Imagine um implante de silicone furado. Não acontecerá nada de grave, mas a troca do mesmo por outro íntegro deverá ser feita o mais rápido possível. Depois do implante, injeção só nos braços ou nas coxas. Em caso de internação hospitalar, não se esqueça de avisar a enfermagem e seu médico que seus belos glúteos, com suas curvas sensualmente perigosas, foram obtidos com uma bem sucedida cirurgia plástica.

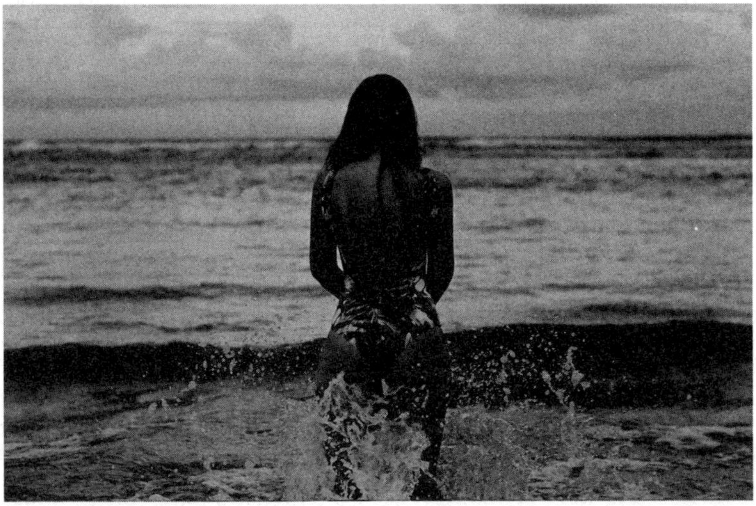

"Fiz implante de silicone de glúteos devido ao fator natureza. Ou seja, a natureza não me foi muito favorável. Eu tinha, além do quadril atrofiado, a traseira que era uma verdadeira tábua. Não me vestia bem, por exemplo, uma calça jeans. Fiquei muito satisfeita. Somente lamento não ter feito isso décadas atrás. Porque, quando fiz a cirurgia, tinha 58 anos. Mas mesmo assim valeu! Apesar dos gastos e dos inconvenientes de uma cirurgia, acho que valeu a pena e estou muito satisfeita, com minha autoestima para cima. Acho que, com o avanço das cirurgias e a formação de bons profissionais nessas últimas décadas, tudo ficou mais acessível à maioria da população."

Marli, 61 anos.

Capítulo 21

Peito forte: implante de silicone peitoral masculino

Ao contrário das mulheres, ao menos na cultura ocidental os homens sempre tiveram mais liberdade para exibir em público o peito desnudo. Ilustrações do Egito Antigo são fartas em representações de figuras masculinas completamente nuas acima da cintura. Mas foi a Grécia, onde, aliás, o nudismo entre homens era natural, sobretudo na prática de esportes (o que explica o significado de "ginásio", termo de origem grega que designa o local onde as pessoas se exercitam nuas), a grande inventora das formas clássicas do corpo. Isto é, de nosso ideal corpóreo de beleza. Assim, basta observar as estátuas de deuses e heróis gregos para reconhecermos o que ainda hoje consideramos, por exemplo, um belo peito de homem – área do corpo associada a ideia de força e virilidade.

É essa a forma desejada pelo sexo feminino e buscada pelo masculino por meio da prática de esportes, da musculação e, às vezes, até de anabolizantes. Largamente explorada pela mídia e pelas campanhas publicitárias, a sensualidade do peito masculino é insinuada por camisetas apertadas ou cavadas, camisas estrategicamente desabotoadas ou transparentes ou pela simples nudez do torso – quando seu dono se acha apto para exibi-lo em público, no jogo calculado da sedução.

O tórax masculino tem formato mais largo e forte que o feminino e, no lugar de mamas, um músculo peitoral coberto por tecido mamário. Em sua forma mais desejável, ele não deve ter excesso de gordura, de pele ou de glândula. Também não deve ser muito musculoso nem magro demais.

Existem algumas deformidades anatômicas do tórax que acometem tanto homens quanto mulheres. Duas delas são congênitas: "tórax escavado" e "peito de pombo". O primeiro tem formato côncavo, retraído; e o segundo, convexo, lembrando o dos pombos, como o próprio nome indica. Muitas cirurgias foram desenvolvidas para corrigir essas alterações, sendo o implante de silicone uma boa opção para o preenchimento do tórax escavado. No segundo caso, existem plásticas para remodelagem peitoral, com correção das costelas deformadas, que causam o abaulamento da região.

É fácil imaginar o constrangimento que alterações estruturais do tórax masculino causam em seus portadores, sobretudo quando se trata de tirar a camisa em público. Se o fato de ter "mamas" volumosas podem impedir que um rapaz se exponha na praia, por exemplo, o mesmo acontece com aquele que apresenta peito excessivamente magro ou com deformidades que o tornam muito diferente da maioria dos homens.

Mesmo não apresentando anormalidade tão importante como o tórax escavado ou em peito de pombo, peito demasiadamente magro pode ser motivo de constrangimento para um rapaz em situações de nudez acima da cintura. Os adolescentes, em geral implacáveis, sobretudo quando o assunto é corpo, são particularmente pródigos em apelidos para os colegas desprovidos de qualquer volume peitoral, com costelas aparentes e acentuado aspecto franzino.

Pensando nessas e em outras situações constrangedoras, que muitas vezes pode significar a exclusão ou o isolamento de quem às padece – e não me refiro só aos adolescentes, a cirurgia plástica criou os implantes de silicone de peitorais masculinos. Eles existem para resolver o problema mesmo daqueles que não sofrem uma deformidade claramente estabelecida.

Se você deseja um peito novo, saiba que esse implante também é feito de silicone gel, porém de consistência mais firme que o da mama feminina e muito semelhante à do implante de glúteo. O formato, contudo, é totalmente diferente, imitando os contornos do músculo peitoral masculino.

Essa cirurgia é realizada sob anestesia peridural ou geral. Ambas são excelentes para esse procedimento. A cicatriz é posicionada próxima à axila para disfarçar o local de introdução do implante. Ele é colocado abaixo do músculo peitoral maior e pode ser de vários tamanhos. A diferença do implante masculino em relação ao feminino é que o primeiro não é colocado tão baixo como nelas, o que evita sua feminilização. Ele alcança até dois centímetros abaixo da auréola, aproximadamente. Essa plástica pode ser um pouco dolorosa por causa da área operada. Porém, os analgésicos podem resolver muito bem essa dor.

A internação é breve. Já o uso de uma cinta elástica é necessário no período pós-operatório, além de se evitar atividade física intensa principalmente com os braços. Os banhos e esforços para troca de roupas ou higiene pessoal estão liberados. Dirigir ou se dependurar no ônibus, nem pensar. Aguarde a autorização do médico. Leve camisas com abertura na frente, pois são mais fáceis de vestir. No período pós-operatório recente, fora os cuidados com atividades físicas, deve-se evitar a exposição ao sol, que pode escurecer a cicatriz.

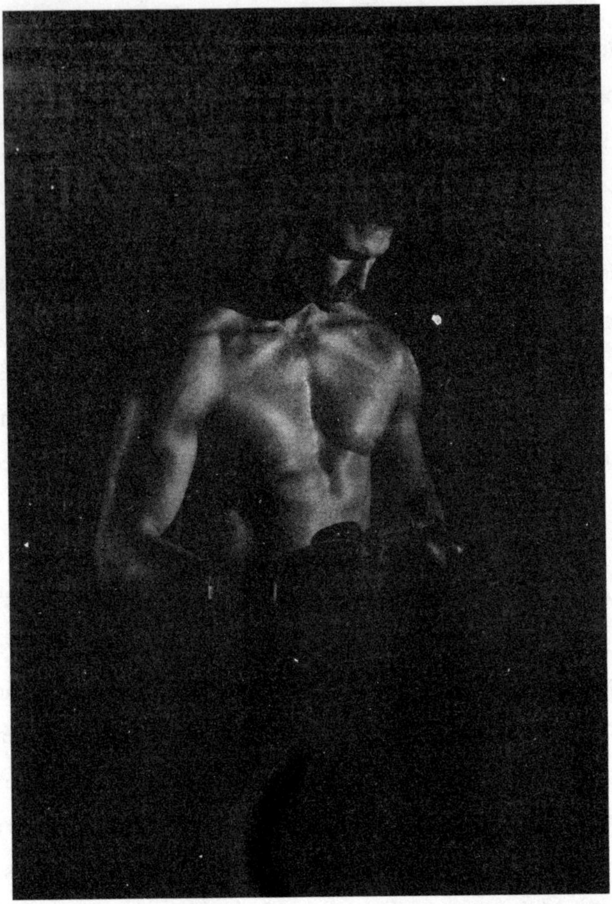

"Meu peito era muito magro e não me sentia bem na praia ou num vestiário coletivo. Sentia-me em desvantagem em relação aos outros. Depois da cirurgia sinto-me seguro para estar nesses lugares e me gosto mais."

Alberto, 26 anos.

Capítulo 22

De cara nova: preenchedores faciais, toxina botulínica, *peelings* e LASER

Ao ver alguém, qual a primeira parte do corpo que você olha? Nada de respostas maliciosas, por favor! Porque o rosto é, de imediato, a primeiríssima área corporal que focamos, por mais que outras logo nos chamem a atenção. É o rosto que marca nossa memória, distingue a pessoa, singulariza o indivíduo. Tanto que esquecer o rosto de alguém equivale a apagar sua lembrança. Das pessoas que conhecemos gravamos, com menor ou maior precisão, a cor e a expressão dos olhos, o comprimento e o modo como os cílios se agitam, as características dos dentes, o formato e a gesticulação dos lábios, o contorno e o movimento das sobrancelhas, o desenho das maçãs, as proporções do maxilar, as dimensões do queixo, as formas do nariz, a textura, a tonalidade e as marcas da pele facial.

Rugas, pelos, manchas, pintas, verrugas e cicatrizes, portanto, são muitas vezes distintivos, características muito peculiares, que efetivamente marcam a imagem de alguém – e não incomodam os que os carregam no rosto. Em outros casos, porém, quando não são sinais de anomalias dermatológicas – como câncer de pele, por exemplo –, podem ser bastante incômodos e desconfortáveis, sobretudo porque, como disse, o rosto é a parte mais exposta e vista do corpo.

Pequenos detalhes podem fazer bastante diferença quando o assunto é a beleza da vez. Tratei detalhadamente do assunto no capítulo 10, inclusive indicando os cuidados elementares para manter a saúde cutânea. Mas vale a pena repetir que começar reconhecendo qual o seu tipo de pele já ajuda bastante na escolha dos produtos a serem utilizados. Ela pode ser normal, seca, oleosa ou mista. A seca é mais comum na mulher após a menopausa, a oleosa na puberdade e a mista ou normal em crianças e jovens adultos. Para os (as) que têm pele oleosa ou mista sugiro produtos à base de gel ou loção *oil free* (sem óleo). Os cremes ou substâncias oleosas predispõem esse tipo de pele ao desenvolvimento de acne, mais conhecida como espinha. Nas peles seca e normal podemos aplicar cremes associados a hidratantes. Essa já é uma dica na escolha dos protetores solares, que são produzidos na forma de gel, creme ou loção. Escolha aquele que melhor lhe convier e lembre-se que ele deverá protegê-lo (a) contra os raios ultravioletas A, B e infravermelho. A maioria protege somente contra os raios ultravioleta B. Na praia, o fator de proteção mínimo deverá ser 15, aplicado trinta minutos antes de chegar à areia e reaplicado a cada duas horas. Evite o sol entre 10:00 h e 16:00 h. Não dispense chapéus e camisetas e abuse das sombras. Lembre-se: não existe bronzeamento seguro, nem mesmo o artificial. Os raios solares podem causar, além do envelhecimento, câncer de pele.

Outro cuidado que integra o arsenal para se ter uma pele saudável é a higiene. No dia a dia use sabonetes específicos para o seu rosto, faça esfoliação semanalmente e, a cada trinta ou sessenta dias, uma profunda limpeza de pele no esteticista de sua confiança. Se o seu rosto apresenta muita acne, procure também o dermatologista, pois apenas a limpeza de pele pode ser insuficiente no seu caso. Às vezes é necessário tratar com medicamentos para que ocorra a regressão completa da acne. Mas, se quer um conselho, aqui vai um: não deixe de tratar suas espinhas nessa fase, pois elas poderão marcar seu rosto com cicatrizes perpétuas.

Falei dos cuidados para evitar manchas e enrugamento precoce. Agora vamos conversar um pouco mais sobre o envelhecimento, assunto abordado também no mencionado capítulo 10, quando tratei do *lifting* facial. Antes de tudo é preciso deixar bem claro que os métodos que detalharei neste capítulo (preenchimentos, toxina botulínica ou *peelings*) não substituem a cirurgia plástica e, portanto, não servem para todos (as) os (as) pacientes. Ilusoriamente, algumas pessoas acreditam que se submetessem a esses procedimentos obteriam o resultado de uma plástica. Não é bem assim. Vamos definir muito grosseiramente a idade de 50 anos como limite entre preenchimentos e cirurgia plástica. É claro que, como já indiquei, tudo depende da genética e dos cuidados que a pessoa teve com sua pele ao longo da vida. Fixei essa idade para que fique mais fácil a compreensão. Até a idade de 50 anos poderíamos dizer que o (a) paciente se beneficiaria bastante com os preenchimentos por não apresentar pele flácida ao ponto de necessitar removê-la com cirurgia. Alguns preenchedores na região do "bigode chinês" – ou sulco naso-labial – podem disfarçá-lo, assim como na área das bochechas e do queixo. Já para além dos 50 é impossível um levantamento de todos os tecidos flácidos e a remoção do excesso de pele por meio de preenchedores. Neste caso, apenas a cirurgia pode corrigir de forma satisfatória. Assim, se você apresenta tal grau de flacidez e não pretende se submeter a uma plástica, não espere resultado semelhante à da cirurgia apenas com preenchedores.

Se você optou por estes, saiba que há dois grandes grupos deles: os definitivos e os temporários. Os definitivos, como o próprio nome diz, são permanentes, enquanto o temporário será reabsorvido após alguns meses, voltando tudo ao que era antes. O processo de envelhecimento, porém, continua e, depois de alguns anos, mesmo o preenchedor definitivo perderá seu efeito em consequência da queda dos tecidos. Um preenchedor natural, mas temporário, é a gordura da própria pessoa, injetada na face após a lipoaspiração. O inconveniente desse procedimento é a sua reabsorção após seis meses a um ano. Em geral, esse é o período de duração dos preenchedores temporários.

No mercado estão disponíveis e são mais utilizados os ácidos hialurônicos (há várias marcas), componente natural encontrado no tecido humano responsável por unir o colágeno e a elastina da pele. Vem em forma de gel e, quando injetado na pele, une-se à água, ganha volume e faz o papel de preenchedor. Os preenchimentos definitivos são sintéticos e não necessitam reaplicação após seis meses a um ano. Existem vários no mercado e seu médico saberá indicar aquele que se adapta melhor ao seu caso.

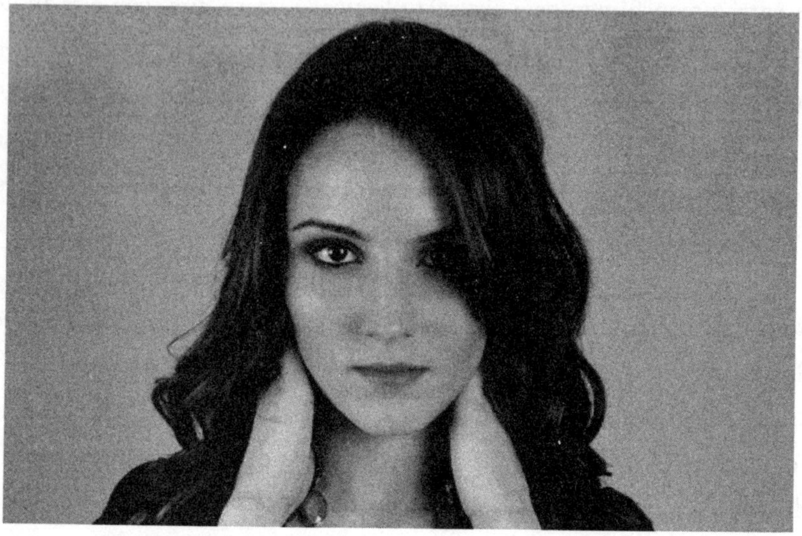

Quanto à toxina botulínica, ela foi extraída de uma bactéria que causa o botulismo, doença caracterizada pela paralisação dos músculos. Em doses minimamente seguras, é largamente utilizada na paralisia dos músculos responsáveis pelas rugas na testa, entre as sobrancelhas e pés-de-galinha. Outras utilidades estéticas são a correção de rugas próximas aos lábios e pescoço e elevação da ponta do nariz. Como os músculos da mímica vão marcando a pele da face ao longo dos anos, a injeção da toxina relaxa esses músculos e deixa o semblante mais liso e rejuvenescido. O resultado, como em todo procedimento estético, deverá ser o mais natural possível. Ninguém precisa saber que você foi submetido (a) a essa aplicação. Porém, é imprescindível estar consciente de que esse efeito é temporário e que ele dura em média seis meses. Lembre-se sempre: as rugas que melhoram com essa aplicação são aquelas do movimento muscular (mímica). Porém, se já estão instaladas, mesmo que você não movimente os músculos da mímica facial elas não desaparecerão com este tratamento. Após a aplicação, pode-se colocar gelo no local para evitar inchaços. Evite deitar-se e fazer mímicas por quatro horas. O resultado aparece em uma semana. Portanto, não fique ansioso (a).

Outra arma na luta contra as marcas que o tempo deixa no rosto são os *peelings*. Existem várias aplicações para esse método, mas ele é utilizado principalmente para remoção de manchas e rugas finas e é realizado por meio da aplicação de ácidos que removem a camada mais superficial da pele, trazendo um rejuvenescimento que se traduz numa pele mais limpa e clara, com textura mais agradável e com menos rugas. Inúmeros são os ácidos utilizados, e os cuidados após um *peeling* são os mesmos daqueles de uma operação: higiene local e nada de sol nos primeiros dois meses. O uso de protetor solar é fundamental. Seu médico fará a análise detalhada do seu tipo de pele e saberá determinar aquele que será o melhor *peeling* para o seu caso.

Um deles, além da aplicação de ácidos, é o LASER. A palavra "LASER" é a sigla em inglês de *light amplification by stimulated emission of radiation* (amplificação da luz emitida por uma radiação estimulada). Trata-se de um feixe de luz emitido em altíssima frequência, que vaporiza as células mais superficiais da pele, acelerando o processo de renovação celular. Além dessa vaporização, ou seja, da destruição dessas células, ele é capaz de provocar a contração das fibras colágenas da pele, tornando-a mais esticada e lisa. Outra aplicação do LASER é na remoção de tatuagens, pelos, cicatrizes de acnes e rugas de lábios. Há no mercado vários tipos de LASER com funções totalmente diferenciadas para cada tipo de tratamento.

Se o seu caso são cicatrizes deixadas pela acne da puberdade e que você não tratou adequadamente, existem diversos métodos para melhorar o aspecto dos furinhos que marcam sua face. Os *peelings*, os preenchimentos e o LASER são boas opções de tratamento, assim como a dermoabrasão. Esta última modalidade consiste no lixamento da pele para que se consiga maior uniformidade. Após o processo de cicatrização surgirá uma pele mais lisa. Os cuidados pós-operatórios se concentram basicamente na higiene local, na fase inicial, e na proteção contra os raios solares, posteriormente.

Se você não tem bastante flacidez, mas já apresenta sinais de envelhecimento como sulco naso-labial (bigode chinês) mais pronunciado, manchas na pele e rugas de expressão, você é excelente candidato (a) ao rejuvenescimento com métodos mais simples como aplicações de preenchedores, *peelings* ou toxina botulínica. Porém, se você se encontra num estágio mais adiantado de envelhecimento, com pele sobrando na região do pescoço e abaixo do queixo, não espere que esses métodos tragam o frescor que uma cirurgia plástica pode oferecer. Talvez seja o caso de simplesmente reconhecer que é hora de conviver bem com a passagem do tempo.

> "As cicatrizes da acne me deixaram um trauma profundo devido à aparência da minha pele. Não tinha vontade de sair e tinha medo de falar com as pessoas. Para mim, elas só enxergavam as minhas cicatrizes. Hoje, depois da dermoabrasão, minha autoestima aumentou e tenho orgulho de minha aparência."
>
> *Andresa, 25 anos.*

> "Fiz o *peeling* porque sentia a pele um pouco morta. Eu tinha manchas que me incomodavam. Hoje me sinto mais jovem e bonita."
>
> *Elizabete,53 anos.*

> "Inicialmente fiz o preenchimento do 'bigode chinês', pois me sentia envelhecida e com expressão mais séria. Depois disso senti uma leveza no meu rosto, fiquei muito satisfeita com o resultado. A

aplicação da toxina botulínica não me atraiu muito pela questão da curta durabilidade, mas depois que a experimentei percebi o quanto rejuvenesci."

Alessandra, 35 anos.

"Em decorrência da acne que tive na adolescência, meu rosto ficou profundamente marcado em vários lugares. Sempre desejei fazer algo a respeito, mas não tinha certeza de quais as reais possibilidades. Na verdade, nutria certo receio de uma eventual cirurgia plástica ou outro procedimento mais incisivo. Via alguns atores e cantores, que devem ter exagerado na tentativa de melhorar a aparência, e imaginava se um tratamento no local não criaria uma imagem artificial, estranha. Minhas convicções sobre o assunto mudaram graças a minha irmã, que se submeteu a uma cirurgia para redução das mamas. Nessa ocasião, tomei contato com a atual realidade da cirurgia plástica e passei a considerar seriamente a ideia de tratar o problema. Finalmente constatei que uma colega de trabalho havia iniciado um tratamento no rosto, com resultados muito bons. Assim, tomei coragem para fazer o mesmo. Entrei em contato com o cirurgião, que me esclareceu a respeito das possibilidades e limitações do procedimento, e decidi pela realização do mesmo. Não posso negar que o procedimento incomoda um pouco, mas o resultado compensa, com sobra. Apesar de o tratamento ainda não estar completo, sendo necessário realizar o dito procedimento mais uma vez, além de preencher algumas irregularidades maiores, fiquei bastante satisfeito. A melhora foi muito significativa. É estranho dizer o que mudou exatamente com o tratamento. Primeiro, percebi que o problema me chateava mais do que eu admitia. Por outro lado, é ótimo saber que se está fazendo algo para superar um problema, um incômodo antigo. Não é uma questão de vaidade, mas de sentir-se melhor consigo mesmo. Hoje tenho certeza de que, se fosse necessário, faria tudo de novo. Espero terminar o tratamento o mais breve possível."

Daniel, 28 anos.

Capítulo 23

À flor da pele: pequenas cirurgias cutâneas

Verrugas, sinais, pintas, manchas, pequenas lesões em nossa pele que nos fazem companhia há muitos anos – e que até nos distinguem e nos emprestam algum charme – às vezes incomodam e se tornam esteticamente indesejáveis, quando não são sintomas de algo mais grave. Para elas há pequenas cirurgias sob anestesia local, com rápido retorno às atividades rotineiras.

Nem todos esses detalhes cutâneos, porém, são iguais ou pertencem ao mesmo gênero. Pelo contrário, algumas lesões, embora não pareça, podem ter um potencial maligno e por isso merecem avaliação do dermatologista ou cirurgião plástico. Portanto, esses procedimentos podem não somente tratar, mas curar certas doenças. Se uma lesão incomoda, não custa consultar o médico.

Você já deve ter visto algumas pequenas lesões que aparecem no rosto, no pescoço ou pelo corpo todo. Elas podem até incomodar e ser de vários tamanhos, formatos e cores. Sua origem tem a ver com o tipo de pele, a hereditariedade e o estilo de vida que se leva. A remoção dessas lesões é motivada, sobretudo por razões estéticas. A cirurgia costuma ser praticamente indolor e o cuidado principal será com a higiene local, a exposição solar para não manchar o local operado, além do uso constante de protetores solares.

Uma das lesões mais comuns é a ceratose seborreica, que se caracteriza por apresentar superfície rugosa e cor que varia do castanho ao negro. Algumas vezes estas lesões assumem crescimento progressivo e confluem formando placas escurecidas. Existe um subtipo dessa classificação chamado dermatose papulosa nigra. Neste caso, as lesões são muito pequenas, de aproximadamente dois milímetros, e se disseminam principalmente pelo rosto e pescoço. O tratamento pode ser feito com uma cirurgia chamada *shaving*, que consiste na completa remoção da lesão por raspagem. Outro método é a eletrocirurgia, que utiliza aparelho de alta freqüência para queimar as lesões. Após se submeter a esse procedimento, que não costuma ser dolorosa, mantenha a higiene local.

Outro fenômeno cutâneo bastante freqüente são "penduricalhos" que se surgem principalmente no pescoço, axilas e virilha e têm a cor da pele. Eles são considerados esteticamente desagradáveis e podem ser removidos -- procedimento que confere aspecto até mais limpo à cútis. Eles são clinicamente chamados de acrocórdons e parecem pequenos saquinhos de três a cinco milímetros grudados à epiderme. Essa lesão costuma ocorrer também nas pálpebras, onde são bastante incômodas, sobretudo por causa do peso. A remoção é rápida, com anestesia local e recuperação muito tranqüila.

Não dá para esquecer aquelas famosas e sempre visíveis pintas que aparecem pelo corpo todo – inclusive no rosto. Seu nome médico é nevus e podem surgir sob várias formas: planas, lisas, nodulares, escurecidas ou da cor da pele. Quando são escuras, têm bordas irregulares, possuem várias cores e crescem aceleradamente devem ser removidas logo, pois podem ser lesões malignas. Fora essa situação, as pintas da cor da pele, que parecem pequenos nódulos de alguns milímetros de diâmetro, e que vão surgindo ao longo da vida, podem ser removidas por motivos estéticos. São as célebres verrugas – ou nevus melanocíticos intra-dérmicos –, que dão ao nariz, por exemplo, aquele aspecto de bruxa, tão comum em desenhos animados e livros de contos infantis. Nada melhor que sua retirada para clarear um pouco o semblante. É claro que uma pequena cicatriz restará no local, mas nada que comprometa. Às vezes a cicatriz se torna quase imperceptível.

As verrugas que aparecem nas mãos e que dali se espalham são, na realidade, causadas por vírus – que podem atacar também as plantas dos pés. Por se tratar de lesões virais, e para erradicar a doença, é necessário destruí-las. Os métodos de tratamento mais comuns são as cauterizações químicas com ácidos ou com eletro-cirurgia.

Uma outra afecção cutânea bastante comum são os cistos, que se caracterizam por ser nódulos que variam de tamanho e aparecem inclusive no couro cabeludo. Eles são formados por massa esbranquiçada geralmente de odor desagradável exalado por um pequeno orifício. A remoção é muito fácil, sob anestesia local e com retorno para casa logo em seguida. Às vezes, porém, eles estão infeccionados, o que impede a cirurgia. Neste caso, realiza-se apenas a drenagem da secreção purulenta, se houver, e aguarda-se a regressão da infecção para a remoção do cisto.

Frequentemente se confunde cisto com lipoma. Este último – nódulo de gordura que aparece geralmente no abdômen, braços e pernas e às vezes é hereditário – não sofre infecção e, se incomoda, pode ser removido. Em alguns casos ele cresce ao ponto de alcançar grandes volumes. Sua transformação maligna, contudo, é rara e sua remoção, bastante simples.

Se, porém, você tem uma ferida que não cicatriza em três meses talvez esteja portando alguma lesão maligna. Mesmo sendo da cor da pele, um pequeno nódulo que fere, sangra e nunca desaparece deve ser motivo de consulta ao dermatologista.

Como se vê, diversas marcas à flor da pele, aparentemente inofensivas, merecem atenção não só por seu aspecto desagradável mas pelos danos até graves que podem nos causar. Não custa ficar atento(a).

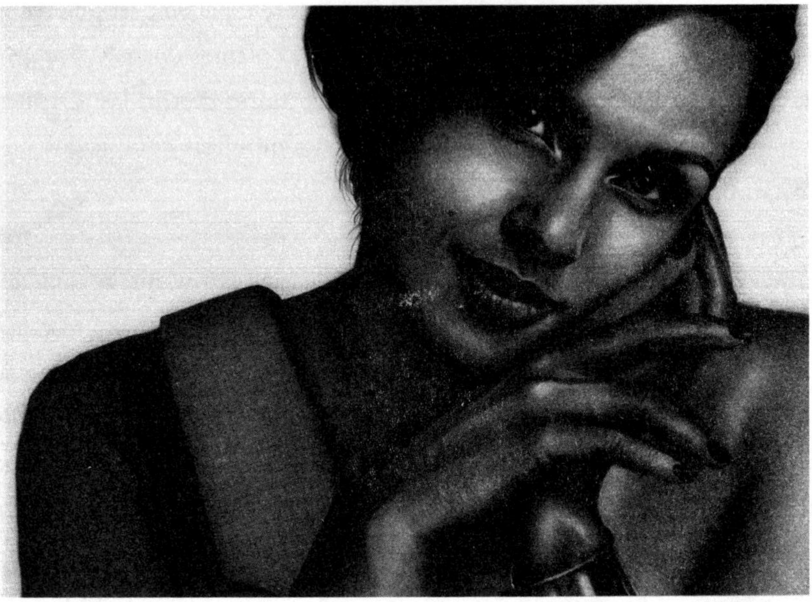

"Removi as pintas do meu rosto, que me incomodavam muito. Elas aumentavam a cada dia e eu não queria ficar com o rosto feio. Depois que fiz a cirurgia fiquei muito feliz com o resultado. Me animei tanto que resolvi até fazer maquiagem definitiva. Mudou minha vida à medida que aprendi a gostar mais de mim e a me cuidar melhor em tudo que pode ser melhorado."

Jaqueline, 48 anos.

"Retirei aquelas coisinhas penduradas no meu pescoço, pois era muito feio e ficava envergonhada de usar certas roupas porque apareciam todas. Quando fiz a cirurgia minha auto-estima melhorou muito e agora uso outras roupas, pois não tenho mais o que esconder."

Regina, 45 anos.

"Resolvi me submeter a uma cirurgia plástica para remoção de cerca de dez pintas por duas razões: quando praticava esportes e fazia a barba, freqüentemente as machucava; outras me incomodavam esteticamente, sobretudo uma entre as sobrancelhas (na verdade, esta não era uma pinta, parecia uma pequena bola de gordura que crescia vagarosamente ano a ano)."

Alfredo, 40 anos.

Capítulo 24

Escrito no corpo: queloides e cicatrizes hipertróficas

Como você pôde ver ao longo deste livro, toda cirurgia plástica "escreve" marcas no corpo – mais ou menos visíveis, mas sempre escreve. Se essa escrita é pouco ou muito legível, porém, é algo que não depende apenas da habilidade do cirurgião, mas de fatores que inclusive escapam a qualquer controle. Na verdade, a qualidade da cicatriz cirúrgica está vinculada à natureza da pele que o bisturi corta. Por isso o médico jamais pode prometer que a cicatrização será perfeita e que ela não legará qualquer sinal. Aliás, uma cicatriz anterior de excelente qualidade não impede que numa segunda plástica a cicatriz fique mais grosseira. Essa situação é rara, mas não impossível. Trata-se, pois, de algo imprevisível.

Quando o aspecto da cicatriz não é agradável dizemos que ela é "inestética" – o que, entretanto, é passível de correção com cirurgia. Por isso não fique preocupado (a) se a sua não ficou muito bonita. Ainda podemos melhorá-la. Mas repito: toda cirurgia deixa cicatriz, seja ela de boa qualidade ou não.

Após uma plástica é bastante comum a cicatriz assumir coloração mais avermelhada. Isso é absolutamente normal e não significa problema algum. Com o passar dos meses ela vai clareando e fica bem discreta, assumindo coloração mais natural e parecida com o tom da pele. Esse processo de amadurecimento da cicatriz demora em média de seis a doze meses. Portanto, contenha a ansiedade. Nesse período o cuidado com a exposição solar deve ser rigoroso para evitar que a cicatriz escureça.

Pessoas de pele branca não estão isentas de apresentar problemas com a cicatrização. Mas, com maior frequência, negros e orientais tendem a desenvolver cicatrizes chamadas hipertróficas ou quelóides, que são mais escurecidas, grossas, pruriginosas (que coçam) e às vezes dolorosas.

O queloide é um exagero do processo de cicatrização. É uma cicatriz grosseira, avermelhada, endurecida, que cresce descontroladamente, ultrapassando os limites da cicatriz inicial. Seu controle é difícil e partimos para o tratamento cirúrgico quando todas as alternativas fracassam. Antes desse recurso extremo devemos tentar tratamento clínico com compressão local (malhas compressivas, placa de silicone gel, fitas adesivas e massagem local) e injeções de medicamentos que provoquem sua regressão. Se o tratamento não surte efeito, então passamos à cirurgia, após a qual é recomendável o tratamento com beta-terapia – que deverá se iniciar nas primeiras 48 horas do pós-operatório, colaborando na prevenção de um possível retorno do quadro.

A cicatriz hipertrófica é um grau menor do crescimento exagerado da marca da cirurgia. A diferença em relação ao quelóide está no fato de que a hipertrófica é mais benigna, com propensão a regredir espontaneamente, mantendo-se nos limites da cicatriz. Ela é mais grossa e avermelhada que a cicatriz normal e mais fina que o quelóide, regredindo geralmente entre seis meses e um ano. Pode ainda apresentar certa sensibilidade, com dores e coceira locais. Mas, por causa da tendência à regressão espontânea, seu tratamento é mais conservador, com recursos como a aplicação de medicamentos e a compressão local.

Após aproximadamente um ano, a maioria das cicatrizes atinge um grau de maturação adequado, tornando-se mais finas, da cor da pele e com textura agradável. Caso perceba que a sua não melhorou com o passar do tempo, procure seu médico. Caso contrário, aguarde. O tempo é sempre o melhor amigo das cicatrizes.

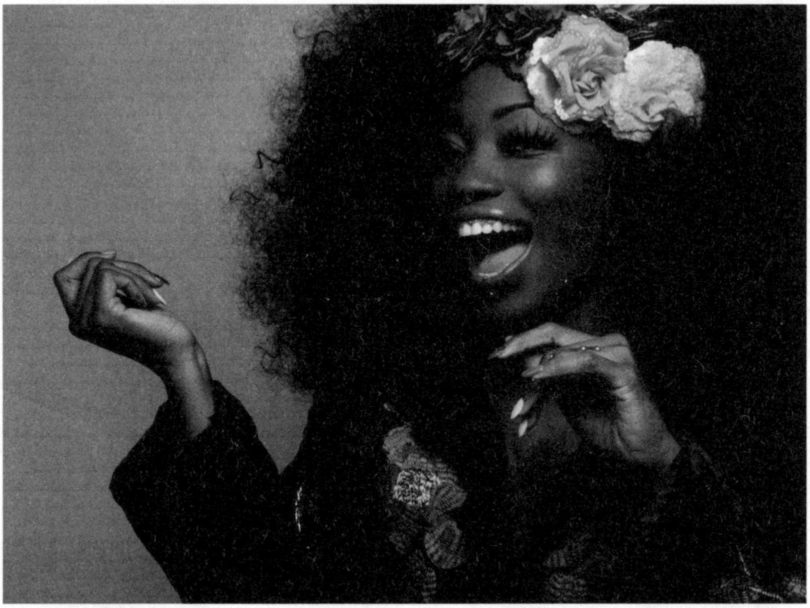

"Após uma cirurgia, há um ano, percebi que minhas cicatrizes não eram de boa qualidade devido ao fato de eu ser oriental. Elas eram mais grossas, avermelhadas e endurecidas que o normal. Como não eram quelóides, pois percebi que elas estavam regredindo lentamente, fiquei tranquilo. Agora estou aguardando até que elas fiquem totalmente planas, claras e pouco perceptíveis."

Anderson, 38 anos.

Capítulo 25

E depois? - A sua responsabilidade após uma cirurgia plástica

Não poderia terminar esta nossa conversa sobre cirurgia plástica sem falar sobre o depois, para além dos cuidados pós-operatórios. E a minha primeira recomendação é aproveitar o que de melhor esse recurso da medicina pode lhe proporcionar: a melhora ou, dependendo do caso, a total recuperação da autoestima. O gostar mais de si mesmo, a segurança para se expor em público ou na intimidade, a tranquilidade para vestir roupas antes impensáveis são conquistas que não têm preço, que não podem ser medidas materialmente porque são sentimentos, sensações, emoções até intraduzíveis em palavras. Como calcular o contentamento de alguém livre de orelhas que eram motivos de humilhação ou de uma barriga constrangedora?

Toda cirurgia plástica está intensamente envolvida com emoções – e emoções extremas, com raízes profundas. Nós somos o nosso corpo. Nosso corpo é o que somos. É natural, pois, que nossas angústias, desejos, sonhos, desesperanças, frustrações, felicidades se manifestem nele. Assim, minha segunda recomendação é, na verdade, o reforço de algo que disse no capítulo 1: pense bastante antes de se decidir pela cirurgia plástica, verificando se não está depositando nela a resolução de problemas que, na verdade, merecem a ajuda de um psicólogo e não de um cirurgião. Portanto, não espere resultados milagrosos, exigindo de seu organismo o que ele não pode lhe oferecer. Cada pessoa tem um corpo, com história, qualidades e limitações muito peculiares.

Minha terceira recomendação é uma consequência da anterior: como a plástica não tem o poder de transformar uma pessoa em outra, sou contrário àquelas cirurgias sucessivas, múltiplas, que nunca têm fim, provocando intermináveis mudanças externas que nunca trazem satisfação e saciedade, relegando a segundo plano a alteração principal, que é interior, psicológica.

Quarta recomendação: uma plástica implica necessariamente em considerável investimento emocional, físico e financeiro. Colocar tudo a perder por desleixo é imperdoável! Quando o problema é a vontade incontrolável de comer indisciplinadamente, por exemplo, a solução não é a cirurgia – pelo menos não a plástica. O emagrecimento deve começar pela conscientização do corpo – isto é, conhecer o próprio corpo significa conhecer-se a si mesmo. Se você sente que esse controle não é possível, pelo menos no momento em que se encontra, deixe a plástica para depois. Esteja preparado (a) para seguir dieta mais saudável, dedicar-se a atividades físicas e adquirir maior consciência corporal. Caso contrário, do resultado da cirurgia sobrarão somente cicatrizes.

Quinta recomendação: todos os hábitos saudáveis de que falei neste livro – e que, se negligenciados, levam ao envelhecimento precoce e pouco saudável – devem ser assumidos como compromisso para depois do tratamento. São eles: usar protetores solares, evitar intensa exposição desprotegida ao sol, deixar o cigarro e o abuso de bebidas alcoólicas, praticar atividade física mesmo que mínima (mais que a intensidade, o importante é a regularidade dos exercícios), adotar dieta saudável e balanceada e, sobretudo, procurar a serenidade. Um ritmo de vida mais saudável, agradável e tranquilo colabora, sem dúvida, para o envelhecimento no mínimo mais digno. E tudo isso depende das escolhas que fizermos.

Sexta e última recomendação: no período pós-operatório siga as orientações de seu médico. Atenção para os horários das medicações, o uso de cintas elásticas, os retornos ao consultório e as drenagens linfáticas, quando necessárias. Não hesite em procurar seu médico diante de algum imprevisto ou anormalidade. Ele é seu guardião para que tudo corra bem e é com ele que você deve conversar francamente, caso o resultado fique muito aquém do esperado. Abra seu coração, exponha suas expectativas que não foram satisfeitas. Em conjunto, médico e paciente podem chegar a uma conclusão esclarecedora. Como trabalhamos com organismo vivo, o resultado de uma operação depende também da forma como ele reage à cirurgia. Por não se tratar de uma ciência exata, a medicina não tem como prever com 100% de precisão os resultados do procedimento. Por meio de sua experiência, o médico tem condições de avaliar se determinada cirurgia pode oferecer resultados satisfatórios ou não, conforme o caso. Cabe a ele esclarecer o paciente sobre suas reais possibilidades de melhoria. E esteja consciente de que cirurgias estão sujeitas a retoques – tal como na pintura ou na escultura. O que não significa inabilidade do médico, mas a ação de fatores que fogem ao controle dele.

* * *

Espero que as informações deste livro possam ajudá-lo (a) em suas decisões sobre uma eventual cirurgia plástica. Ou a manter os resultados dela, caso já tenha se submetido a uma. O simples fato de você ter chegado até aqui, nestas linhas, demonstra seu cuidado em agir de modo consciente e equilibrado em relação a esse assunto. Faço votos de que sua escolha, seja ela qual for, lhe traga muitas felicidades.

Bibliografia

Azulay, Rubem David & Azulay, David Rubem. *Dermatologia*. Rio de Janeiro, Guanabara Koogan, 1985.

LaTrenta, Gregory. *Aesthetic face and neck surgery*. Philadelphia, WB Saunders, 2004.

Mélega, José Marcos; Zanini, Silvio Antonio & Psillakis, Jorge Miguel. *Cirurgia plástica reparadora e estética*. São Paulo, Editora Médica e Científica, 1988.

Rees & LaTrenta, Gregory. *Aesthetic plastic surgery*. Philadelphia, WB Saunders, 1994.

Ribeiro, Liacyr. *Cirurgia plástica da mama*. Rio de Janeiro, Medsi, 1989.

Smith, James W. & Aston, Sherrell J. *Plastic Surgery*. Boston, Little, Brown & Company, 1991.

Toledo, Luiz S. *Refinamentos em cirurgia estética*. São Paulo, Santos Livraria e Editora, 2001.

Uebel, Carlos Oscar. *Hair restoration: micrografts and flaps*. São Paulo, Oesp, 2001.

Impressão e acabamento
Gráfica da Editora Ciência Moderna Ltda.
Tel: (21) 2201-6662